Rainer Dürre

Fit trotz Rechenschwäche!

Wie jedes Kind Rechnen lernen kann

59-3=56 13+7=20 27+6=33 36:4=9

Ein erprobtes und erfolgreiches Trainingsprogramm

SchulLeBen
Sindringen 2009

59-3=56 13+7=20 27+6=33 36:4=9

Neuauflage 2009
Originalausgabe: Rechenschwäche – das Trainingsprogramm für Ihr Kind, 2001

SchulLeBen –
Zentrum für Legasthenie und Dyskalkulie
D-74970 Sindringen

Internet: www.schulleben.com
Kontakt: info@schulleben.com
Rainer.duerre@schulleben.com

Umschlag, Layout: Karin Dürre
Fotos: Karin Dürre
Printed in Germany
EVG Druck und Verlag, Künzelsau
ISBN 978-3-00-028527-1

SchulLeBen
Sindringen 2009

Inhalt

Vorwort

Dieses vor Ihnen liegende Buch ist eine neu überarbeitete und erweiterte Auflage des Buches „Rechenschwäche – das Trainingsprogramm für Ihr Kind".

Das Trainingsprogramm, das in diesem Buch beschrieben wird, wird seit über 10 Jahren in meiner Praxis „SchulLeBen – Zentrum für Legasthenie und Dyskalkulie" erfolgreich angewendet. Mit diesem Trainingsprogramm haben wir bei jedem Kind das zählende Rechnen, sei es mit Fingern oder im Kopf, weggebracht. Diese Kinder konnten dadurch wieder ein Zahlverständnis aufbauen und sich erfolgreich in den mathematischen Operationen bewegen.

Mittlerweile habe ich auch an verschiedenen Grundschulen in Deutschland Pädagogische Tage zur Dyskalkulie durchgeführt, in denen ich neben der theoretischen Grundlage zur Dyskalkulie auch dieses Trainingsprogramm vorgestellt habe. Die Lehrer und Lehrerinnen konnten selbst ausprobieren, wie es ist, mit der Hundertertafel, dem Rechenbrett und den Rechenstäben zu arbeiten.

Mit dem Entstehen dieser Auflage möchte ich mich bei meiner Frau Karin ganz lieb bedanken. Sie hat nicht nur wieder mein Hand geschriebenes Ergänzungsmanuskript in den Computer getippt, sondern auch die beiden Umschlagseiten gestaltet.

Ebenso möchte ich mich noch einmal bei meiner Kollegin Frau Iris Bender-Sohns bedanken, die damals das Trainingsprogramm auf Herz und Nieren geprüft hat.

Nicht vergessen möchte ich Herrn Müller und seine Tochter Martina, sowie Max und seine Mutter (Namen wurden geändert), die sofort damit einverstanden waren, etwas über ihre Probleme als Eltern bzw. als betroffene Schülerin/ betroffener Schüler zu schreiben.

Mein Dank gilt auch all denen, die mir in meinen Vorträgen von den Problemen ihrer Kinder erzählt, die mich durch Fragen zum Nachdenken gebracht und die diese Arbeit durch Anregungen unterstützt haben. Ebenso möchte ich mich bei den Teilnehmer/innen der von mir durchgeführten Workshops über Dyskalkulie bedanken. Die Arbeit mit ihnen hat mich immer wieder dazu gebracht, dieses Trainingsprogramm zu überdenken.

Rainer Dürre — Sindringen im Juli 2009

Das Problem

Sie kennen das Problem: Die Mathematikhausaufgaben stehen an und Ihr Kind will nicht so richtig rechnen. Es trödelt, zählt in der 3. oder 4. Klasse noch mit den Fingern ab oder braucht ziemlich lange um drei Zahlen zu addieren. Hat es die Aufgabe endlich gerechnet, ist sie auch noch falsch. Für Sie ist es absolut unverständlich, wie Ihr Kind auf dieses Ergebnis kommen konnte. Der Mathematiklehrer in der Schule sagt Ihnen, Ihr Kind passe nicht richtig auf und sei unkonzentriert. Es müsse unbedingt zu Hause mehr geübt werden, damit es den Anschluss nicht verpasst. Aber dieses Üben zu Hause wird für Sie und Ihr Kind immer mehr zur Qual. Sobald Sie mit Ihrem Kind die Mathematikhausaufgaben machen oder zusätzlich üben wollen, wehrt es sich und wird bockig. Sie haben sich selbst mittlerweile einen so starken Druck aufgebaut, dass Sie mit „allen Mitteln" versuchen wollen, Ihrem Kind das Rechnen beizubringen. Sie erklären, wie gerechnet werden soll, merken aber gleichzeitig, dass das Kind überhaupt nicht zuhört. Sie werden ungeduldig, weil Sie nicht verstehen können, warum Ihr Kind Ihren Rechenweg nicht annimmt, obwohl er doch so einleuchtend ist.

Ihr Kind spürt unbewusst den immer stärker werdenden Druck durch Eltern und Schule. Die Angst vor Mathematik nimmt zu und überträgt sich auf die Klassenarbeiten. Bei einigen Kindern wird sich diese Angst auch auf andere Fächer auswirken und die Lust in die Schule zu gehen, nimmt ab.

Aber auch die Persönlichkeit der Kinder kann darunter leiden. Einige werden verhaltensauffälliger, andere ziehen sich zurück, denn die Angst etwas Falsches zu sagen, erhöht sich. Diese Kinder befinden sich in einem Teufelskreis, aus dem sie alleine kaum noch herauskommen können.

Es ist aber mittlerweile nicht mehr nur ein Problem der Grundschulen, denn auch in den Haupt- und Realschulen gibt es immer häufiger Schüler, die starke Probleme im Rechnen haben. So gibt es auch dort 5.Klässler, die lange brauchen, um drei Zahlen schriftlich zu addieren oder zu subtrahieren, die bei der Aufgabe $8 \cdot 6$ die 6er-Reihe in Gedanken aufsagen müssen, bis sie zu der Zahl 48 gekommen sind, die die Aufgabe $8 \cdot 27$ nicht im Kopf ausrechnen können. Die Angst vor dem Mathematikunterricht wächst und verstärkt sich mit jedem mathematischen Misserfolg.

Liegt in solchen Fällen eine Rechenschwäche vor? Was ist das überhaupt: „Rechenschwäche"?

Während der Begriff „Legasthenie" auf Grund intensiver Aufklärung mittlerweile ein fester Bestandteil in den Kultusministerien ist und damit endlich auch Einzug in den Schulen gefunden hat, ist Dyskalkulie, der Fachbegriff für Rechenschwäche, noch ziemlich unbekannt. Selbst viele Lehrer können damit recht wenig anfangen und werten ihn sogar ab. „Es gibt keine Rechenschwäche, die Kinder sind nur faul und unkonzentriert!", „Eltern brauchen für alles eine Entschuldigung!" Aussagen, die vor 10 – 15 Jahren schon den Eltern gesagt wurden, die auf Rechtschreibprobleme ihres Kindes hingewiesen haben. Durch starken und intensiven Einsatz betroffener Eltern und engagierten Lehrern, sowie vieler Organisationen und Verbänden wird Legasthenie heute von den Kultusministerien und den Schulen sehr ernst genommen. Es gibt spezielle LRS-Klassen, speziell ausgebildete LRS-Lehrer und Verwaltungsvorschriften bzw. Erlasse zu LRS in jedem Bundesland.
Von dieser Anerkennung ist die Dyskalkulie noch meilenweit entfernt. So wird sie von offizieller Seite lediglich zur Kenntnis genommen. Eltern, die sich verstärkt für die Anerkennung der Dyskalkulie einsetzen, erfahren keinerlei offizielle Unterstützung. Nur vereinzelte Bundesländer (siehe Anhang) haben die Dyskalkulie als Teilleistungsstörung anerkannt. Alle anderen verschweigen sie!
Ich finde es lobens- und anerkennungswert, dass von politischer Seite so viel für das Problem Legasthenie getan wird. Gleichzeitig frage ich mich aber auch, warum die Dyskalkulie außen vorgelassen wird. Ist man vielleicht der Meinung, sie sei nicht so „schlimm" wie die Legasthenie? In diesem Fall kann ich den Verantwortlichen nur raten, Gespräche mit betroffenen Eltern zu führen und sich die Biografien rechenschwacher Kinder an zusehen. Oder ist der Druck von Eltern, Lehrern und Organisationen noch nicht stark genug, um unsere Politiker wachzurütteln?
Im Interesse dyskalkuliner Kinder und deren Familien kann man nur hoffen, dass die Politik das Problem der Dyskalkulie endlich ernst nimmt und wie bei der Legasthenie eine Verwaltungsvorschrift, bzw. einen Erlass erstellt, die den Schulen eine rechtliche Handhabe gibt. Mit dieser Anerkennung bekämen auch Mathematiklehrer die Möglichkeit schulisch auf Dyskalkulie zu reagieren. Ebenso sollten Fortbildungen für Lehrer bezüglich der Dyskalkulie verstärkt werden, um Mathematiklehrer für dieses Problem zu sensibilisieren. Damit könnte etwas von dem Druck, der auf dyskalkulinen Kindern lastet, genommen werden. Und dies kann nur gut sein!

An dieser Stelle möchte ich ein paar Sätze zu den Lehrern sagen. Es hört sich bisher so an, als gäbe es nur Lehrer, die die Probleme ihrer Schüler nicht sehen. Dem ist natürlich nicht so!

Ich kenne viele Kolleginnen und Kollegen, die versuchen durch differenzierten Unterricht diese Schwächen zu beseitigen. Aber ganz so einfach geht es leider nicht. Wir haben häufig in unseren Grundschulen und auch in den weiterführenden Schulen Klassen mit bis zu 33 Schülern. In diesen Klassen sitzen die unterschiedlichsten Kinder. Einige davon arbeiten begeistert mit, sind bei der „Sache", machen ihre Hausaufgaben ordentlich. Andere haben Probleme in der Rechtschreibung, wieder andere im Lesen und Schreiben. Dann sind in der Klasse Kinder, die mit dem Rechnen nicht zurecht kommen. Viele sind verhaltensauffällig. Sie springen über Tische und Stühle, nehmen das Material vom Pult des Lehrers, ärgern während des Unterrichts die anderen Kinder oder sind sehr aggressiv. Im Gegensatz dazu gibt es noch Schüler, die ganz ruhig auf ihren Stühlen sitzen und vor sich hin träumen.

Das Problem sehe ich in der Häufigkeit dieser Verhaltensweisen und Schwächen in den einzelnen Klassen, vor allem in den Grundschulen. Und nun wird von dem Lehrer erwartet, dass er auf jedes einzelne Kind konkret eingeht ohne in der eigenen Ausbildung jemals etwas von Legasthenie, Dyskalkulie oder ADS (Aufmerksamkeits-Defizit-Syndrom) mit oder ohne Hyperaktivität gehört zu haben.

Ich möchte hiermit zeigen, dass es sehr wohl engagierte Lehrer gibt, die im Rahmen ihrer Möglichkeiten versuchen, ihren Schülern zu helfen. Gleichzeitig weiß ich durch viele Gespräche mit Eltern, dass es leider auch genügend Lehrer gibt, die sich nicht unbedingt um die Schwachen kümmern und die die Aussagen von Eltern nicht ernst nehmen. Ich kann nur mit den betroffenen Eltern hoffen, dass auch diese Lehrer sensibler für die Probleme der Schüler werden.

Durch meine Ausbildung zum Beratungslehrer bin ich u.a. mit der Dyskalkulie konfrontiert worden. Da ich selbst Mathematik leidenschaftlich gerne unterrichte, hat mich diese Problematik sehr interessiert. Durch meine Ausbildung ist mir bewusst geworden, wie schwer es für betroffene Schüler sein kann, Mathematik zu begreifen, wenn Grundvoraussetzungen fehlen. Wenn ich nicht weiß, dass die Zahl 5 eigentlich eine Menge darstellt (z.B. 5 Bäume, 5 Häuser), ist sie für mich etwas total Abstraktes, mit dem ich nichts anfangen kann.

Durch meine Arbeit als Beratungslehrer bin ich zwangsläufig mit Kindern zusammengekommen, die aus den unterschiedlichsten Gründen keinerlei Verständnis für die Mathematik aufbringen können. Die Frage war für mich, wie man diesen Kindern helfen kann. Es stellte sich schnell heraus, dass ich im Rahmen meiner Beratungstätigkeit nicht die nötige Zeit habe, mich intensiver mit den betroffenen Kindern zu beschäftigen. So war es mir nicht möglich ein spezielles Trainingprogramm mit den Kindern durchzuführen. Die einzige Möglichkeit bestand darin, die Eltern über Dyskalkulie aufzuklären und ihnen eine Möglichkeit an die Hand zu geben, mit der sie zu Hause versuchen konnten, ihrem Kind zu helfen. Diese Möglichkeit fand ich in dem Arbeiten mit Cuisenairestäben, ganz speziellen Rechenstäben. Ich begann betroffene Eltern u.a. auch durch Vorträge mit diesem Material vertraut zu machen.
Erfahrungen mit den Cuisenairestäben konnte ich selbst durch Fortbildungen und bei meiner praktischen Arbeit mit Kindern in SchulLeBen, meinem Zentrum für Legasthenie und Dyskalkulie, das ich gemeinsam mit meiner Frau, einer diplomierten Legasthenietrainerin, führe, sammeln. Bei meinen Vorträgen über Dyskalkulie bin ich immer wieder gefragt worden, ob dieses konkrete Training mit den Cuisenairestäben nicht zu kaufen sei. Verstärkt hat sich diese Frage natürlich nach der Veröffentlichung meines ersten Buches „Legasthenie – das Trainingsprogramm für Ihr Kind", in dem ich auf die Problematik der Legasthenie eingegangen bin und ebenfalls ein komplettes Trainingsprogramm zur Verbesserung der Rechtschreibung vorgestellt habe.
So ist dieses nun vor Ihnen liegende Buch entstanden. Es soll betroffenen Eltern und auch Lehrern bewusst machen, dass man Kindern mit Dyskalkulie helfen kann. Man muss sie ernst nehmen, versuchen ihr Problem zu verstehen und zu akzeptieren. Es ist genauso wie bei der Legasthenie. In dem Moment in dem ich die Schwäche meines Kindes/ meiner Schüler, sei es im Lesen, Rechtschreiben oder in der Mathematik, akzeptiere, nehme ich einen ungeheuren Druck und eine Last von ihm.
Mit meinem Buch will ich einen kleinen Beitrag dazu leisten, die Dyskalkulie stärker in das Bewusstsein der Öffentlichkeit, der Schulen und der Politik zu rücken. Ich will bei diesen Stellen für mehr Verständnis werben, damit rechenschwache Kinder nicht als faul oder dumm abgestempelt werden. Dyskalkulie ist genauso eine Teilleistungsstörung wie Legasthenie, mit den gleichen schulischen

und persönlichen Problemen betroffener Kinder und deren Familien. Es soll kein wissenschaftliches Buch sein, sondern ist für Eltern, Lehrer und sonstige Interessierte gedacht, die zum einen mehr über Dyskalkulie erfahren wollen und zum anderen auch Möglichkeiten kennen lernen möchten, mit den sie dyskalkulinen Kindern helfen können.

Nun noch etwas Allgemeines:
Ich habe im vorliegenden Buch die Begriffe „Schüler", „Lehrer" und „Trainer" nicht als Geschlechts- sondern als Berufsbezeichnung verwendet.

Die Definition

Die Weltgesundheitsorganisation (WHO) versteht unter Dyskalkulie: *„Rechenstörung: Beeinträchtigung von grundlegenden Rechenfertigkeiten. Diese Störung beinhaltet eine umschriebene Beeinträchtigung von Rechenfertigkeiten, die nicht allein durch eine allgemeine Intelligenzminderung oder eine eindeutig unangemessene Beschulung erklärbar ist. Das Defizit betrifft die Beherrschung grundlegender Rechenfertigkeiten wie Addition, Subtraktion, Multiplikation und Division, weniger die höheren mathematischen Fähigkeiten, die für Algebra, Trigonometrie, Geometrie und Differenzial- und Integralrechnung benötigt werden."*

Chr. Wolfensberger hat in seinem Referat „Konstitutionelle und psychologische Faktoren bei der Entstehung von Rechenstörungen" Dyskalkulie folgendermaßen erklärt:
„Wenn ein Kind von normalem Intelligenzniveau im Rechnen durchgehend schwach ist oder darin völlig versagt, so kann es berechtigt sein, eine Rechenschwäche zu vermuten. Nicht jedes Kind, das schlecht rechnet, hat eine Rechenschwäche. (...)
Es gibt auch nicht <u>die</u> Rechenschwäche, sondern so viele verschiedene Rechenschwächen, als es rechenschwache Kinder gibt. Keine gleicht exakt der anderen. Die Rechenschwäche ist ein abstrakter Sammelbegriff. Im konkreten Falle haben wir es mit der individuellen Rechenschwäche eines bestimmten Schülers zu tun."

Beide Definitionen gehen von normal bis überdurchschnittlich intelligenten Kindern aus. So liegt eine Dyskalkulie nur dann vor, wenn alle anderen schulischen Leistungen normal bis überdurchschnittlich sind. Deshalb wird wie bei der Legasthenie auch hier von einer Teilleistungsstörung gesprochen.
Bei den Definitionen von Legasthenie und Dyskalkulie wird nicht berücksichtig, ob sich das jeweilige Problem schon auf die gesamte schulische Leistung ausgewirkt hat. Ist in so einem Fall die Intelligenz überhaupt noch „richtig" messbar? Auszug aus einem Intelligenztest für Grundschüler:
„Der CFT 1 ermöglicht die Bestimmung der Grundintelligenz, d.h. der Fähigkeit des Kindes, in neuartigen Situationen und anhand von sprachfreiem, figuralem Material Denkprobleme zu erfassen, Beziehungen her zu stellen, Regeln zu erkennen, Merkmale zu identifizieren und rasch wahr zu nehmen."

Was ist mit einem Kind, das schon eine starke Angst vor Klassenarbeiten entwickelt hat? Ist hier nicht die Gefahr gegeben, dass sich diese Angst auf einen Intelligenztest übertragen und somit ein falsches Ergebnis erzeugen kann? Die Angst vor Klassenarbeiten kann ein Kind so lähmen, dass es nicht mehr richtig in der Lage ist, seine Gedanken zu ordnen, um die entsprechenden Denkprozesse durchzuführen. Bewusst geworden ist mir dies, nachdem ich mit einem Mädchen aus der 4. Klasse einen Intelligenztest durchgeführt habe und das Ergebnis nicht besonders gut ausfiel. In dem Gespräch mit dem Mädchen und deren Eltern zeigte sich, dass sie eine starke Angst vor Prüfungen entwickelt hat. Diese Angst trat jetzt abrupt auf, da sie erst fünf Minuten vor Testbeginn darüber informiert wurde, dass sie bei einem ihr fremden Lehrer, dem Beratungslehrer, einen Test machen müsse. Die Schülerin wusste, dass dieser Test durchgeführt wird, kannte aber nicht den genauen Tag. Die Lehrerin hat es gut gemeint, denn ihr war die starke Prüfungsangst bekannt. Mit der Maßnahme das Mädchen erst kurz vor dem Test zu informieren, wollte sie verhindern, dass sich das Kind schon einen Tag vorher verrückt macht und die Nacht vor lauter Angst nicht schlafen kann. Von diesem Test hing nämlich ab, ob die Schülerin auf die Realschule, ihre Wunschschule, oder auf die Hauptschule gehen muss. Erschwerend kamen noch negative Äußerung von der Klasse hinzu („Das schaffst du doch sowieso nicht!" „Jetzt wird getestet, ob du dumm bist!") Dieser Test konnte nicht gut ausfallen.
Es ist sicherlich nicht unwichtig zu wissen, wie die rechnerische Leistung im Verhältnis zu den anderen Leistungen steht. Dies bringt mir als Berater/Therapeut weitere zusätzliche Informationen. Ob sich die Dyskalkulie schon auf andere Fächer ausgewirkt hat oder ob eine generelle Leistungsschwäche vorliegt, ist m. E. aber nur durch ein weiteres intensives Gespräch mit Eltern, Kind und Schule heraus zu finden. Ein Intelligenztest und die damit verbundene Frage ob eine normale bis überdurchschnittliche Intelligenz vorliegt, kann nicht unabdingbare Grundlage für eine Dyskalkulie sein. Diese Intelligenzvoraussetzung führt bei der Legasthenie z.B. in Baden-Württemberg dazu, dass ein Kind mit großen Problemen im Lesen und/oder Rechtschreiben schulisch nicht durch einen speziellen LRS-Kurs gefördert wird, wenn es nicht normal bis überdurchschnittlich intelligent ist.
Von daher möchte ich Dyskalkulie anders definieren:

„Eine Dyskalkulie liegt vor, wenn die Grundlage für ein mathematisches Verständnis nicht oder nur unzureichend vorhanden ist."
Ist dies der Fall kann nun auch an Hand von einem Intelligenztest und vor allem auf Grund intensiver Gespräche mit Eltern, Kind und Schule herausgefunden werden, ob es sich um eine reine Rechenschwäche handelt. Liegen stärkere schulische Schwierigkeiten vor, kann nun eruiert werden, ob die Rechenschwäche eventuell der ausschlaggebende Grund dafür ist. In diesem Fall kann sich das Behandeln der Dyskalkulie positiv auf die anderen Fächer auswirken, kann sogar die Prüfungsangst enorm verringern. Ist aber ein Intelligenztest die Voraussetzung für die Anerkennung einer Dyskalkulie, fallen auch all die Schüler aus dem Raster, die auf Grund ihrer Rechenschwäche starke schulische Probleme haben, die sich ebenso negativ auf einen Intelligenztest auswirken können („Ich bin ja sowieso dumm. Ich kann nichts.")
Natürlich sollte eine Dyskalkulie oder eine Legasthenie von generell mangelnder Intelligenz abgegrenzt werden. Die Förderung wird in diesem Fall eine andere sein. Bei der Verwendung von Intelligenztests sollte das oben Angeführte unbedingt mit berücksichtigt werden. Dazu ist ein intensives Elterngespräch sehr wichtig.

! Dyskalkulie liegt vor, wenn die Grundlage für ein mathematisches Verständnis nicht oder nur unzureichend vorhanden ist.

Woher kommt Dyskalkulie?

In der Literatur wird zwischen primärer und sekundärer Dyskalkulie unterschieden. Unter primärer Dyskalkulie werden Rechenstörungen verstanden, die hirnorganisch bedingt sind. Diese Hirnleistungsschwächen können entweder genetisch bedingt sein oder perinatale Ursachen haben. Unter perinatalen Ursachen werden all die Risikofaktoren verstanden, die sich um die Zeit der Geburt herum (perinatal) auf das ungeborene Kind oder auf die ersten Lebenswochen des Kindes auswirken können. Sauerstoffmangel während der Geburt oder ein Absinken des Blutzuckerspiegels nach der Geburt sind solche Risikofaktoren.
Aber auch Nikotin, Alkohol, Medikamente oder Drogen während der Schwangerschaft konsumiert, können die Hirnleistungen eines Kindes beeinträchtigen. So können fünf Zigaretten pro Tag während der Schwangerschaft einer Nikotin überempfindlichen Mutter Hirnleistungsschwächen bei dem noch ungeborenen Kind hervorrufen. Störungen in der auditiven und visuellen Wahrnehmung können ebenso Ursachen von Dyskalkulie sein wie Dysfunktionen in der Feinmotorik.
Unser Gehirn ist in zwei Hälften aufgeteilt. Die linke Hirnhälfte ist unsere sprachdominante Seite. Sie ist analytisch, abstrakt. In ihr sind Symbole und Zeichen angesiedelt. Sprechen, Schreiben und Lesen sind fast ausschließlich Leistungen dieser linken Hirnhälfte. Im Gegensatz dazu ist unsere rechte Hirnhälfte für das räumliche Denken, für das ganzheitliche Gestalten zuständig. Um die Mathematik zu verstehen, benötigen wir beide Hälften. Liegt nun in einer der beiden Hirnhälften eine Störung - eine Funktionsschwäche - vor, kann dies zu einer Dyskalkulie führen.
Es gibt Kinder, die nicht in der Lage sind, längere Sätze, zusammenhanglose Zahlenreihen, Tonfolgen und Rhythmen in ihrer richtigen Reihenfolge wiederzugeben. Man spricht in diesem Fall von „Serialschwächen". Serialgeschwächte Kinder sind von daher im mündlichen Rechnen stark benachteiligt, da sie sich die Zahlen oder Zwischenergebnisse nicht merken können.
Neben den oben beschriebenen hirnorganischen Schäden können auch seelische Probleme zu einer Dyskalkulie führen. Man spricht dann von einer „sekundären Dyskalkulie". So können Familienkonflikte, der Tod von geliebten Angehörigen, Erkrankungen eines Familienmitgliedes, Verlust eines Haustieres, Trennung der Eltern oder ungünstige Lebensverhältnisse eine

sekundäre Dyskalkulie auslösen. Oftmals ist uns Eltern gar nicht bewusst, dass der Verlust eines Meerschweinchens oder eines Wellensittichs unser Kind seelisch so intensiv belasten können. Sicherlich nehmen wir die starke Traurigkeit wahr, trösten unser Kind und sprechen mit ihm über den Verlust. Das Kind wird sich auch innerhalb der nächsten Tage beruhigen und wir Eltern nehmen dies mit Erleichterung wahr. Was sich aber weiterhin noch im Inneren unseres Kindes abspielt, bleibt uns in der Regel verborgen. So kann sich ein seelisches Problem ziemlich stark in der Gedankenwelt eines Kindes festsetzen. Es denkt sehr häufig daran, natürlich auch während des Unterrichts. Deshalb wird es grundlegende Erklärungen oder Beschreibungen nicht immer mitbekommen. Gerade dies kann im Rechnen sehr schnell zu Problemen führen. Wenn dann auch noch zu Hause die Unterstützung beim Üben oder Aufarbeiten des Lernstoffes fehlt, kann das Kind den Anschluss in der Schule verlieren und eine Rechenschwäche ist vorprogrammiert.

Aber auch zu starker Druck seitens der Eltern kann eine sekundäre Dyskalkulie auslösen. Das Rechnen ist in unserer Gesellschaft eine Technik, die einen großen Stellenwert einnimmt. Rechnen muss man einfach können. Wer nicht mit Zahlen umgehen kann, hat eventuell große Probleme, eine Lehrstelle zu finden. Dies führt bei einigen Eltern dazu, schon frühzeitig Druck auf ihr Kind auszuüben. Wenn das Kind diesem Druck nicht gewachsen ist, kann dies zu Ängsten vor dem Rechnen führen und somit eine Rechenschwäche zur Folge haben.

Eine weitere Ursache beim Entstehen einer sekundären Dyskalkulie kann auch in der Schule liegen. Häufiger Lehrerwechsel in den ersten Klassen führt öfters auch zu einem Wechsel der Unterrichtsmethode. Dadurch muss sich ein Kind innerhalb einer relativ kurzen Zeit mehrmals umstellen. Die meisten Kinder werden dies ohne große Probleme schaffen. Trotzdem wird es einige geben, die unter einem häufigen Lehrerwechsel leiden.

Auch die starke Bevorzugung des Lesens und Schreibens in der ersten Klasse kann ebenso zu einer Dyskalkulie führen, wie ein zu frühes Wechseln von der handelnden Ebene (z.B. mit Rechenstäben, Kugeln,) zu der abstrakten Ebene, in der nur noch im Kopf gerechnet wird.

Ganz schlimm wirkt sich das Auslachen durch Mitschüler oder Lehrer aus, was ein Kind in einen regelrechten Schockzustand versetzen kann. Es möchte am liebsten im Boden versinken vor

Scham. Dieses Erlebnis wird sich ganz stark im Bewusstsein des Kindes festsetzen und sein weiteres Tun negativ beeinflussen. Noch schlimmer als das Auslachen durch die Mitschüler ist das Beschämen oder Auslachen durch den Lehrer. Wenn nun noch dazu kommt, dass es diesen Lehrer eigentlich mag, wird für das Kind eine Welt zusammenbrechen und es wird beginnen, starke Ängste zu entwickeln und damit im Rechnen zu versagen.
Wichtig ist für Sie, herauszufinden, was die möglichen Ursachen für die Rechenschwäche Ihres Kindes sein könnten. Ist sie organisch oder seelisch bedingt? Ob eine organische Schädigung vorliegt, kann nur ein Kinderarzt, ein Facharzt oder ein Neuropädiater feststellen. Sollten Sie Ihr Kind medizinisch untersuchen lassen, sollten Sie dem Arzt unbedingt die schulischen Problem (Dyskalkulie, Legasthenie) mitteilen.
Liegt keine primäre Dyskalkulie vor, können Sie zuerst einmal selbst überlegen, ob es in Ihrem familiären Umfeld in der Vergangenheit Schwierigkeiten gab, die für Ihr Kind eine Belastung gewesen sein könnten. Des Weiteren sollten Sie das Gespräch mit dem Klassenlehrer suchen, denn die Ursache könnte auch in der Schule liegen. Aber auch Schulpsychologen und speziell ausgebildete Lehrer, wie z.B. die Beratungslehrer in Baden-Württemberg, können Sie zu Rate ziehen.

! **Die Ursachen einer Dyskalkulie können sowohl genetischer als auch seelischer Natur sein.**

Wie zeigt sich Dyskalkulie?

Immer wieder kommt die Frage auf, ob eine Rechenschwäche vorliegt oder nicht.
In der Regel wird eine Rechenschwäche in den ersten beiden Grundschuljahren erkannt, in erster Linie von den Eltern selbst, wie mir viele betroffene Eltern erzählt haben. Ihre Kinder haben wenig Lust zu Hause die Rechenaufgaben zu lösen. Sie trödeln und es vergeht viel Zeit bis die Mathematikhausaufgaben endlich erledigt sind. Die Eltern suchen das Gespräch mit dem Mathematiklehrer und erhalten auf Ihre Fragen die Antwort: „Das wird sich schon noch legen. Seien Sie nicht so ungeduldig.“ oder „Sie müssen mit Ihrem Kind mehr üben.“ oder „Ihr Kind ist halt mathematisch nicht so begabt.“.
Schlimm wird es für Eltern, wenn sie selbst schon bei diesem Lehrer Mathematikunterricht hatten und dort ebenfalls nicht besonders erfolgreich waren. Dann können schon Aussprüche wie „Du warst früher auch nicht besonders gut im Rechnen“ oder „Der Apfel fällt nicht weit vom Stamm“ fallen. Für betroffene Eltern sind solche Aussagen nicht hilfreich, im Gegenteil, sie fühlen sich nicht ernst genommen. Sie merken, dass ihr Kind sich im Rechnen schwer tut und wollen ihm helfen, oftmals mit dem Hintergrund früher selbst im Rechnen nicht besonders gut gewesen zu sein. Sie fühlen sich in ihre eigene Schulzeit zurückversetzt und durchleben wieder ihre Ängste, die sie damals vor dem Mathematikunterricht hatten. Um ihren Kindern diese Erfahrungen zu ersparen, suchen sie den Rat einer Fachkraft, des Mathematiklehrers.
Aber auch Eltern, die früher keine Probleme im Rechnen hatten, suchen den fachmännischen Rat, da sie die großen rechnerischen Probleme ihres Kindes überhaupt nicht verstehen können.
Und dann kommen solche Aussagen, wie weiter oben angeführt! Die Eltern fühlen sich alleine gelassen. Teilweise kommen auch Zweifel auf. Hat mein Kind nun eine Rechenschwäche oder bilde ich es mir nur ein? Hat der Lehrer vielleicht doch Recht, wenn er sagt, man solle dem Kind mehr Zeit geben, dann würde es schon noch den Anschluss finden? Bin ich einfach als Mutter zu ängstlich oder schaffe ich es als Mutter einfach nicht meinem Kind in Mathematik zu helfen?
Gerade diese Zweifel werden häufig noch durch Aussagen von Ehemännern verstärkt. Sie werfen ihren Frauen vor, sie könnten ihrem Kind noch nicht einmal die einfachsten Rechenregeln

erklären. Mit solchen Aussagen werden die Schuldgefühle der Mutter noch zusätzlich verstärkt. *„Ich schaffe es nicht, meinem Kind zu helfen. Wenn es im Rechnen schlecht ist, so ist das meine Schuld."* Der Druck auf die Mutter nimmt zu, da sie ihrem Mann auch nicht verständlich machen kann, dass sie mit dem Kind jeden Tag übt, sich dadurch aber überhaupt nichts ändert.
Dasselbe passiert in der Schule. Auch hier stößt die Mutter teilweise auf Lehrer, die das Problem im häuslichen Lernen sehen. Diese Lehrer nehmen die Ängste der Mütter, bzw. der Eltern, nicht wahr. Besonders schlimm wird es, wenn der Mathematiklehrer die Dyskalkulie als Hirngespinst der Eltern abtut. Früher habe es so etwas nicht gegeben, heute brauche man für alles eine Entschuldigung!
Wenn Sie solche Aussagen von dem Mathematiklehrer Ihres Kindes zu hören bekommen, sollten Sie das Gespräch beenden und bei einem anderen Lehrer oder einer anderen Stelle Hilfe suchen.
Im Folgenden möchte ich einige Hauptmerkmale aufführen, die auf eine Dyskalkulie hinweisen können. Falls Ihr Ehemann, Ihre Ehefrau oder der Mathematiklehrer Ihres Kindes Zweifel an der Rechenschwäche Ihres Kindes hat, gehen Sie mit ihm/ihr diese Hinweise einmal durch. Schildern Sie Ihre Erfahrungen und Beobachtungen von den Hausaufgaben. Sollte der Lehrer diese Merkmale bei Ihrem Kind bisher nicht festgestellt haben, so bitten Sie ihn, Ihr Kind in den nächsten Wochen bezüglich dieser Merkmale genauestens zu beobachten. Ebenso versuchen Sie es bei Ihrem Partner. Er soll in den nächsten Wochen ebenfalls das Kind hinsichtlich dieser Merkmale beobachten.

Was kann nun auf eine Dyskalkulie hinweisen?

1. Die Verbindung zwischen Zahlbegriff und Menge fehlt.
   Dies bedeutet, dass auch bekannte Mengen immer wieder nachgezählt werden. So wird z.B. beim Würfeln die Augenzahl 3 nicht als 3 erkannt, sondern die einzelnen Augen müssen immer wieder nachgezählt werden oder die fünf Mitglieder einer Familie werden erst dann als eine Menge von 5 erkannt, wenn die einzelnen Personen abgezählt werden.
2. Es wird nicht gerechnet, sondern einzeln dazugezählt.

Die Aufgabe 3 + 4 wird gelöst, indem zu der 3 die 4 in einzelnen Schritten dazugezählt wird, meistens unter Zuhilfenahme der Finger.

3. Das Zählen beginnt immer bei der 1.
   Eine Menge soll abgezählt werden. Das Kind wird unsicher, kommt nicht weiter. Anstatt auf eine schon gezählte Zahl zurück zu greifen, fängt es wieder bei 1 an zu zählen.
4. Rechensymbole werden nicht erkannt oder verwechselt.
   Statt bei der Aufgabe 5 + 3 die beiden Zahlen zu addieren, werden sie multipliziert. Die Aufgabe 5 = 3 + 2 wird nicht verstanden, sie wird als 5 + 3 = 2 geschrieben.
5. Es wird ungewöhnlich viel Zeit für das Rechnen gebraucht, das Kind ist schnell erschöpft.
   Dies zeigt sich vor allem bei den Hausaufgaben. Das Kind hat keine Lust, mit den Rechenaufgaben anzufangen, rechnet sehr lang, um eine Aufgabe zu lösen und ermüdet sehr rasch.
6. Trotz intensiven Übens werden keine nennenswerten Fortschritte erzielt, Geübtes wird schnell vergessen.
7. Unzureichendes räumliches und/oder zeitliches Vorstellungsvermögen.
   Das Kind hat Probleme, mit Begriffen wie oben, unten, rechts, links, zwischen zu arbeiten. Die Bedeutung ist nicht verinnerlicht. Das zeitliche Vorstellungsvermögen ist nicht altersgemäß.
8. Schwierigkeiten beim Überschreiten des Zehners und/oder Hunderters.
   Die Aufgabe 5 + 8 kann nur bewältigt werden, indem von der 5 mit Hilfe z.B. der Finger die 8 in einzelnen Schritten dazugezählt wird. Die Ergänzung bis 10 und die anschließende Addition des Rests sind nicht verinnerlicht (5 + 3 + 3).
9. Der Umgang mit Geld wird vermieden.
10. Beim Kopfrechnen können Zwischenergebnisse nicht gespeichert werden.
    *Die Aufgabe 7 * 23 kann nicht gelöst werden, da das Zwischenergebnis 7 * 2o = 140 nicht im Gedächtnis bleibt.*
11. Große Schwierigkeiten beim Erlernen des Einmaleins.
    *Trotz intensiven Übens besteht die Lösung der Aufgabe 5 * 7 darin, dass die 7er-Reihe in Gedanken, häufig auch unter Zuhilfenahme der Finger, aufgezählt wird. Dies bedeutet, das*

Einmaleins ist nicht verstanden, sondern mechanisch der Reihe nach auswendig gelernt worden.

12. Ziffern werden vertauscht.
    Die Zahl „zweiundsechzig" (62) wird zwar richtig gesprochen, aber als 26 aufgeschrieben.
13. Das Übertragen von Gelerntem auf analoge Aufgaben gelingt nicht.
    Die Aufgabe 12 + 6 wird problemlos gerechnet, aber dieses System auf die Aufgabe 32 + 6 zu übertragen, klappt nicht.
14. Sinnlose Ergebnisse werden nicht erkannt.
    36 + 18 = 24 ist ein Beispiel für ein sinnloses Ergebnis.
15. Das Zählen oder Rückwärtszählen gelingt nicht oder nur unter Zuhilfenahme der Finger.
16. Das Erlernen der Uhrzeit gelingt nicht oder nur unter großen Schwierigkeiten.

Dies sind einige der Hauptmerkmale, die auf eine Dyskalkulie hinweisen können. Es müssen aber nicht alle Merkmale auftreten. Schon ein einzelnes kann ein Hinweis auf eine Rechenschwäche sein. Wichtig ist herauszufinden, wo genau die Probleme bei Ihrem Kind liegen. Dazu bedarf es einer genauen Fehleranalyse. Fehleranalyse bedeutet, dass die falschen Ergebnisse nicht einfach als falsch bezeichnet werden, sondern herausgefunden wird, wie Ihr Kind zu diesem Ergebnis gekommen ist. Dieses Analysieren kann nur in einem spannungsfreien Gespräch zwischen Ihnen und Ihrem Kind stattfinden. Für Sie sollte der folgende Satz die absolute Grundvoraussetzung für dieses Gespräch sein:

Ich muss das Ergebnis und die Erklärung meines Kindes als eine für mein Kind richtige Antwort akzeptieren!

Was bedeutet dieser Satz?
Nehmen wir einmal an, Ihr Kind rechnet die Aufgabe 50 – 32 und erhält als Ergebnis 22. Für Sie ist unverständlich, wie dieses Ergebnis zustande kommt. Wenn von Ihrer Seite nun Äußerungen fallen wie „Was hast du denn da wieder gerechnet? Du siehst doch, dass dieses Ergebnis nicht stimmen kann. Zum Schluss muss doch auf jeden Fall eine 8 stehen" oder „Das darf doch wohl nicht wahr sein! Was ist denn das für ein Ergebnis?" zieht sich Ihr Kind zurück. Es fühlt sich nicht angenommen, sondern herabgesetzt und

abgelehnt. Es stellt fest, dass es falsch gerechnet hat, weiß aber nicht, wo der Fehler liegt. Wenn Sie nun Ihrem Kind den richtigen Rechenweg erklären, wird es diesen wahrscheinlich nicht annehmen, da es auf Grund der negativen Äußerungen über sein Ergebnis schon total verunsichert und frustriert ist. Ihr Kind fühlt sich in seiner negativen Einstellung zum Rechnen bestätigt. „Ich kann eben nicht rechnen!". Ganz anders sieht es aus, wenn Sie die 22 als Ergebnis akzeptieren. Sie wissen, dass Ihr Kind schon gerechnet hat, aber eben falsch. Aus der Sicht Ihres Kindes ist dieses Ergebnis zuerst einmal richtig. Für Sie gilt es nun herauszufinden, wie Ihr Kind zu diesem Ergebnis gekommen ist. Bleiben wir bei der oben angeführten Aufgabe „50 – 32 = 22". Ohne sich anmerken zu lassen, dass das Ergebnis eigentlich falsch ist, fragen Sie Ihr Kind, wie es die Zahl 22 errechnet hat. „Erklär mir doch bitte mal, wie du auf dieses Ergebnis gekommen bist." Erzeugen Sie durch Ihre Ruhe, auch wenn es noch so schwer fällt, eine entspannte Atmosphäre. Ihr Kind soll sich angenommen und verstanden fühlen. Erst dann wird es bereit sein, zu erklären, wie es auf die Zahl 22 gekommen ist. Es braucht keine Angst vor negativen Äußerungen der Mutter oder des Vaters zu haben, wenn es einen Rechenweg erklären soll, der wahrscheinlich falsch sein wird. Die Erklärung Ihres Kindes könnte folgendermaßen lauten:
„50 – 32 = 22. Ich ziehe zuerst von der 5 die 3 ab und erhalte die 2. Da ich von der 0 die 2 nicht abziehen kann, muss ich die 2 dazuzählen. Als Ergebnis erhalte ich 22."
Akzeptieren Sie zuerst einmal diese Erklärung. Für Ihr Kind ist sie schlüssig, denn nach dem System, das es sich aufgebaut hat, muss dieses Ergebnis stimmen. Es hat jetzt wenig Sinn, wenn Sie Ihrem Kind erklären, wie es eigentlich rechnen muss, denn damit wird es den richtigen Rechenweg nicht erlernen und nicht verinnerlichen können. Versuchen Sie nun in einem ruhigen Gespräch mit Ihrem Kind gemeinsam das richtige Ergebnis zu erarbeiten. Benutzen Sie dazu Anschauungsmaterial, wie z.B. die Rechenstäbe. Anhand des weiter hinten aufgeführten Trainings können Sie über Fragen Ihr Kind zu dem richtigen Rechenweg führen. Lassen Sie Ihr Kind weitere Aufgaben legen, um festzustellen, ob der Rechenweg verstanden wurde. Wichtig ist dabei immer, laut rechnen und schreiben zu lassen, damit der Rechenweg sich besser einprägt.
Genauso wie Sie zu Hause können auch die Lehrer in der Schule auf ein Kind eingehen. Wenn ein falsches Ergebnis kommt, sollte immer nach dem Rechenweg gefragt werden. Natürlich ist es sehr

problematisch dies vor der gesamten Klasse zu tun. Dies sollte nur dann geschehen, wenn man als Lehrer total sicher ist, dass das Kind nicht ausgelacht wird. Hat man so eine Klasse, können auch die Mitschüler diesem Kind helfen.
Die Regel wird wohl eher das Auslachen sein, auch wenn es nur von ein oder zwei Schülern kommt. In diesem Fall sollte der Lehrer die Übungsphase dafür nutzen, sich von dem Kind den Rechenweg erklären zu lassen. Nun weiß der Lehrer, wo der Denkfehler bei dem Kind liegt und kann individuell helfen. Nur auf diese Weise ist es sinnvoll Kindern mit starken Rechenproblemen zu helfen, sei es zu Hause oder in der Schule. Ich selber praktiziere es so in einer Realschule. Hat ein Schüler ein falsches Ergebnis, lasse ich es mir erklären. Sollte es bei Kopfrechenaufgaben zu lange dauern bis das Ergebnis kommt, bitte ich den Schüler immer laut zu rechnen. Das hilft sehr vielen und gibt ihnen auch eine gewisse Sicherheit. Das Ergebnis ist dann in der Regel richtig.
Es spricht auch nichts dagegen, dass Schüler, die Schwierigkeiten haben sich Zwischenergebnisse zu merken (siehe in der Liste weiter oben), diese notieren. Es macht sie sicherer im Rechnen.
Wichtig ist, dem Kind zu vermitteln, dass es ernst genommen wird und dass Sie ihm helfen wollen!
Im Folgenden möchte ich noch ein paar mögliche Fehler aufzeigen und die Denkweise, die dahinter steckt, erklären.

7 + 5 = 11	7 + 5 = 12 und 12 - 1 = 11, d.h. der Übertrag von 1 wird wieder abgezogen.
21 + 3 = 23	Es wird bei der 21 angefangen zu zählen: 21, 22, 23
4 * 6 = 10	Das Malzeichen wird als Pluszeichen erkannt
60 - 33 = 37	6 - 3 = 3, 0 - 3 = 7 also gibt es 37
60 - 33 = 33	6 - 3 = 3, 0 - 3 geht nicht, deshalb wird 0 + 3 = 3 gerechnet, das gibt 3
34 * 7 = 49	7 * 3 = 21 und 7 * 4 = 28; 21 + 28 = 49
47 + 23 = 610	4 + 2 = 6 und 7 + 3 = 10, das Ergebnis ist 610

410 – 4 = 46(0)	Die 4 bleibt; 10 – 4 = 6, also 46 oder 460, da es ja vorher auch 3 Stellen waren
12 – 6 = 14	12 – 2 = 10 und 10 + 4 = 14
36054 : 6 = 69	36 : 6 = 6, die 0 zählt nichts, deshalb kann sie weggelassen werden; 54 : 6 = 9; das Ergebnis ist also 69.
27 + 35 = 26	Das Kind rechnet richtig und erhält das Ergebnis 62, schreibt aber 26, da es die erste gesprochene Ziffer auch als erstes schreibt.
24 + 3 = 54	24 + 3 = 54, d.h. das Kind behandelt die 3 als Zehnerzahl. Das Stellenwertsystem ist nicht verstanden.
234 + 583 718	Es wird von links nach rechts gerechnet.
632 – 356 324	Es wird jeweils von der größeren Zahl subtrahiert.
9 • 8 = 81	10 • 8 = 80 und 80 – 9 = 81

Anhand dieser Beispiele können Sie sehr gut erkennen, wie wichtig es ist, zum einen das Ergebnis Ihres Kindes als eine für das Kind richtige Antwort zu akzeptieren, und zum anderen genauestens nachzufragen, wie Ihr Kind rechnet.

!

Dyskalkulie kann sich in vielen Arten äußern. Wichtig ist heraus zu finden, wie das Kind rechnet und wo seine Fehler liegen!

Die Persönlichkeit des Kindes

In meinem Buch „Legasthenie - das Trainingsprogramm für Ihr Kind" habe ich mich mit den möglichen Auswirkungen der Legasthenie auf die Persönlichkeit eines Kindes beschäftigt. Ich habe beschrieben, mit welcher Freude die Kinder dem Schulanfang entgegensehen und wie sie „ihren Lehrer" lieben und nichts auf ihn kommen lassen. Im Prinzip könnte ich das gesamte Kapitel hier wieder aufführen, denn wie bei der Legasthenie kann sich auch die Dyskalkulie negativ auf die Persönlichkeit eines Kindes auswirken. Wird sie nicht rechtzeitig oder erst nach Jahren erkannt, kann sie zu starken Verhaltensauffälligkeiten oder zu einer zuerst nur auf das Rechnen bezogenen Unlust führen. Diese Unlust kann sich auf andere Fächer übertragen und eine allgemeine Schulunlust zur Folge haben. Während die negativen Auswirkungen einer Legasthenie auf die Persönlichkeit und auf die schulischen Erfolge mittlerweile auf allen Ebenen unbestritten sind, wird dies bei einer Dyskalkulie von vielen Lehrern und Ministerien noch in Frage gestellt. Dies ist schon daran zu erkennen, dass es für Legasthenie in allen Bundesländern eine Verwaltungsvorschrift gibt, für Dyskalkulie aber nur in einigen. Dabei erfahren betroffene Eltern täglich, wie sich die Angst vor dem Rechnen, die Angst vor den Klassenarbeiten in Mathematik auf die Persönlichkeit ihres Kindes ausgewirkt hat. Hat das Kind zu Beginn der Schulzeit noch große Lust, in die Schule zu gehen, lässt diese Lust im Laufe der Zeit nach. Die Hausaufgaben vor allem im Rechnen werden zur Qual, sowohl für das Kind, als auch für die Eltern. Damit das Kind die Hausaufgaben überhaupt einigermaßen erledigt, wird der Druck erhöht. Dies hat eine noch größere Unlust des Kindes zur Folge, was wiederum den Druck zu Hause noch mal verstärkt. Das Kind kann diesem immer größer werdenden Druck immer weniger standhalten. Es wird aggressiv, weigert sich vielleicht sogar, die Hausaufgaben zu machen. Der Lehrer hat sich mittlerweile auch schon gemeldet und hat von Verhaltensauffälligkeit gesprochen oder - auch das kann passieren - von einer starken Passivität.

Viele Eltern stehen solchen Situationen hilflos gegenüber. Sie können nicht verstehen, warum gerade ihr Kind so lange für die Hausaufgaben braucht, während die anderen Kinder es in einer halben Stunde schaffen. Dabei hatte es sich doch so auf die Schule gefreut!

Was ist passiert?

Nennen wir unser Kind Juliane. Als Juliane eingeschult wird, ist sie mit großem Eifer dabei. Sie lernt die Zahlen zu schreiben und anhand von Materialien auch einfache Aufgaben zu legen und zu rechnen. Nach einer gewissen Zeit verlangt der Lehrer, dass die Aufgaben im Kopf gerechnet werden sollen und nicht mehr mit den Materialien. Den Schülern, die noch nicht so gut im Kopf rechnen können, erlaubt er, die Finger zu Hilfe zu nehmen. Während der Großteil der Klasse die Aufgaben schnell löst, dauert es bei Juliane etwas länger, da sie nun die Finger als Hilfsmittel benutzt. Zwei bis drei Monate später fällt dem Lehrer auf, dass Juliane immer noch die Finger benötigt. Er versucht, ihr klar zu machen, dass es ohne Finger viel schneller geht, sie müsse doch nur bis zum 10er ergänzen und anschließend den Rest noch dazu rechnen. Juliane nickt, weiß aber nicht genau, wie das mit dem 10er geht. Also rechnet sie weiter mit den Fingern, jetzt allerdings unter der Bank oder sie zählt im Kopf hoch. Mittlerweile kann sie das recht gut und hat auch eine gewisse Schnelligkeit entwickelt. Trotzdem schafft sie in Mathematikarbeiten oder bei Tests nicht alle Aufgaben, die letzten Aufgaben kann sie aus Zeitgründen nicht mehr bearbeiten.

Als das Rechnen mit größeren Zahlen beginnt, merkt Juliane, wie sie immer größere Schwierigkeiten bekommt. Vom Lehrer hört sie Aussprüche wie „Das Rechnen wirst du nie begreifen" oder „Rechnen ist wohl nicht deine Stärke". Für Juliane heißt das: „Du bist zu dumm!" Mathematik macht ihr immer weniger Spaß und die Angst davor wird immer größer. Von einigen ihrer Klassenkameraden wird sie auch noch ausgelacht, wenn sie den Mut aufbringt ein Ergebnis zu sagen, das dann natürlich falsch ist. Sie wird in ihrer Meinung erneut bekräftigt: „Ich bin dumm!"

Der Lehrer lädt ihre Eltern zu einem Gespräch ein und macht ihnen klar, dass sie mit ihrer Tochter mehr üben müssen, was zu Hause auch sofort gemacht wird. Aber der Erfolg bleibt trotzdem aus.

Um den Druck von zu Hause und auch von der Schule zu verkraften, wird Juliane verhaltensauffällig. Dies hat weitere Gespräche zwischen Lehrer und Eltern zur Folge.

Mittlerweile ist die Angst vor dem Mathematikunterricht immer größer und weitet sich auch auf die anderen Fächer aus. Zu Hause bekommt Juliane immer mehr Ärger. Hausarrest und Fernsehverbot folgen.

Da auch die Eltern nicht mehr weiter wissen, gehen sie zum Kinderarzt, der verschiedene Untersuchungen mit Juliane macht. Sie bekommt Ergotherapie und erhält Nachhilfeunterricht. Aber alles

hilft nicht. Im Gegenteil! Juliane ist mittlerweile fest davon überzeugt, dass mit ihr irgendetwas nicht stimmt. Sie resigniert. „Dann bin ich halt blöd." Hinzu kommen häufige Bauch- und/oder Kopfschmerzen, was wiederum weitere Arztbesuche zur Folge hat.
Das Selbstbewusstsein von Juliane wird immer geringer, sie will nicht mehr zur Schule
Der Fall von Juliane ist ein sehr extremes Beispiel. Aber viele Kinder stecken in so einem Teufelskreis, aus dem sie alleine nicht mehr herauskommen. Sie benötigen unbedingt Hilfe. Diese Hilfe sollte zuerst darin bestehen, das Selbstbewusstsein zu stärken. Betroffene Eltern sollten sich bewusst machen – und das will ich mit diesem Beispiel von Juliane aufzeigen – wie schuldlos die Kinder an ihrer Rechenschwäche sind.
Was können Sie also tun?
Das Wichtigste ist, Ihrem Kind das Gefühl zu vermitteln, dass Sie ihm helfen wollen. Akzeptieren Sie die Rechenschwäche, auch wenn es Ihnen noch so schwer fällt. Versuchen Sie, Ihr Kind in den Bereichen zu stärken, die es gut kann. Schwimmen, Rad fahren, lesen, basteln, malen, bauen, was auch immer es ist. Ihr Kind soll wieder das Gefühl bekommen, dass es „gut" ist, dass es etwas leisten kann. Es benötigt dringend Erfolgserlebnisse und Sie als Eltern wissen am besten, wo die Stärken bei Ihrem Kind liegen. Die positive Unterstützung, vor allem von den Eltern, halte ich für immens wichtig. Schwächen in Mathematik sind kein Beinbruch. Ihr Kind braucht gerade dann Ihre Zuneigung und Anerkennung.
Arbeiten Sie weniger mit Tadel, dafür aber mit sehr viel Lob. Natürlich müssen dem Kind Grenzen gesetzt werden, denn nur so lernt es, sich zu behaupten, seine Persönlichkeit zu entwickeln und sein Selbstwertgefühl zu stärken. Unterstützen Sie es auf seinem schwierigen Weg, zeigen Sie ihm, dass Sie zu ihm stehen.

Ich möchten nun noch „10 Bitten an die Eltern" aufführen, die von Schülern einer Lern-AG am Rudolf-Diesel-Gymnasium in Augsburg aufgestellt wurden. Diese Bitten, die mir zufällig in die Hand gefallen sind, drücken für mich genau das aus, was vor allem schwächere Schüler gerne mal ihren Eltern und auch manchen Lehrern sagen möchten.

10 Bitten an die Eltern

1. Seht mein Bemühen, nicht nur die Noten.
2. Schimpft nicht noch bei schlechten Noten! Das hilft mir nicht.
3. Erkennt auch kleinere Fortschritte an, um die ich mich bemühe!
4. Setzt Leistungen in Nebenfächern nicht herab!
5. Merkt euch nicht bloß schlechte Noten!
6. Vergleicht mich nicht nur mit Besseren!
7. Unterlasst die Hinweise auf eure Schulzeit!
8. Messt meine Schwächen nicht an euren Stärken!
9. Erniedrigt mich wegen schlechter Noten nicht vor Dritten!
10. Sprecht nicht immer nur über die Schule!

!

Dyskalkulie kann sich stark auf die Persönlichkeit des Kindes auswirken!
Akzeptanz und Unterstützung durch die Eltern ist von größter Wichtigkeit!

Zwei Fallbeispiele

1. Max, 12 Jahre alt, 6. Klasse

Als Max zu mir kam, war er am Ende der 4. Klasse. Er hat nur mit den Fingern gerechnet. Dieses zählende Rechnen beherrschte er auch recht gut. Aber er benötigte für das Berechnen von Aufgaben sehr viel Zeit. Dies wirkte sich natürlich auf die Hausaufgaben (er brauchte sehr lange dafür) und auf die Klassenarbeiten aus, da er nur einen kleinen Teil der Aufgaben bearbeiten konnte.

Max wusste nicht, dass jede Zahl eine Menge darstellt. Von daher haben wir zuerst Mengen gebildet und sind anschließend zu der Zahlzerlegung übergegangen. Anhand der Rechenstäbe hat Max die Zahlen 2 - 10 zerlegt, geschrieben und immer wieder laut gesprochen. Wir haben recht lange an dieser Zahlzerlegung gearbeitet. Auch bei der Addition von Zahlen bis 100 ohne Zehnerüberschreitung sind wir immer wieder auf die Zahlzerlegung zurückgegangen. Damit wurde dieses Zerlegen vertieft und wir konnten den Zehnerübergang bearbeiten. Wir haben immer wieder auf die Rechenstäbe zurückgegriffen, wenn es bei Max nicht so richtig klappte, wenn er wieder die Finger zu Hilfe nahm. Es galt ihm bewusst zu machen, dass er ohne Finger schneller rechnen kann und dafür wurde mit den Rechenstäben der Grundstock gelegt. Nach ca. einem ¾ Jahr hatten wir beide es geschafft, dass Max seine Finger nur noch sehr selten benutzte. Da Max erst Ende der Klasse 4 zu mir kam, ist dieser Zeitraum von 7 - 8 Monaten realistisch. Er hat vier Jahre mit einem System gearbeitet, von dem er überzeugt war und das sich somit in ihm auch festgesetzt hatte.

Als Max in der 6. Klasse war, hatten wir die vier Grundrechenarten aufgearbeitet, so dass wir nun auch einen Teil des Schulstoffes mitbearbeiten konnten.

Zu Beginn unseres Trainings habe ich Max erklärt, dass er in der nächsten Zeit auch weiterhin schlechte Noten in Mathematik haben wird, obwohl wir das Training machen. Ich habe ihm deutlich gemacht, dass wir uns nicht mit dem Schulstoff beschäftigen, sondern das Rechnen von Grund auf erarbeiten werden. Dies habe ich auch den Eltern mitgeteilt. Für mich ist es wichtig, dass auch Eltern wissen, dass der momentane Schulstoff nicht in Form von Nachhilfe bearbeitet, sondern dass ein gezieltes Training für die Rechenschwäche stattfindet wird. Es nützt nichts, irgendetwas zu erzählen, damit sie „zufrieden" sind. Zum Glück haben die Eltern

von Max dies verstanden, so dass ich in aller Ruhe, ohne auf den Schulstoff Rücksicht nehmen zu müssen, mit Max habe arbeiten können.
Wichtig für das Gelingen des Trainings war das Akzeptieren der Rechenschwäche durch die Mutter von Max. Damit wurde von Max ein großer Druck genommen und er konnte sich ganz dem Training widmen.

Max

Ich bin seit Sommer 1999 bei Herrn Dürre in seiner Lernpraxis.
Seit der dritten Klasse hatte ich häufig schlechte Noten in den Mathearbeiten. In den anderen Fächern waren die Noten recht gut, nur in Mathe eben nicht. Ich habe oft überlegt, warum es da nicht klappt. Das hat mich traurig gemacht. Der Lehrer hat mir gesagt, dass ich mehr üben muss. Ich habe dann zusätzlich zu Hause noch mehr für Mathe geübt. Aber geändert hat sich nichts. Ich bekam immer weniger Lust in den Matheunterricht zu gehen. Meine Mutter ist dann mit mir zum Beratungslehrer gegangen. Der hat mir gesagt, dass ich eine Matheschwäche habe. Er hat mir geraten, ein gezieltes Mathetraining zu machen. Ich bin dann in die Lernpraxis von Herrn Dürre gegangen. Wir arbeiteten mit Rechenstäben. Ich lernte zuerst die Zahlenzerlegung, dann das Plus- und Minusrechnen. Das machten wir sehr lange und sehr ausführlich. Es ist mir sehr schwer gefallen nicht mehr meine Finger zum Rechnen benützen zu dürfen. Es hat mir nicht immer gefallen, jeden Montag um 15 Uhr zum Training zu gehen. Aber meistens gefällt es mir dann doch. Das Rechnen macht mir jetzt wieder mehr Spaß und ich bin wegen der Mathenote nicht mehr traurig, obwohl ich eine 4 habe.
Ich bin ganz froh, dieses Training zu machen. Die Rechenstäbe haben mir dabei sehr geholfen.

Mutter von Max

Max war eigentlich ein guter Grundschüler, nur in Mathematik eben nicht. Da hatte er meistens die Note 4. Am Anfang dachten wir immer, es würde bestimmt noch besser werden. Wir müssten einfach mehr mit ihm üben und lernen. Ich denke, dass Max die Schwäche von mir geerbt hat, denn auch ich war früher in Mathematik nicht so gut. Ich mochte dieses Fach nie und hatte auch immer meine Schwierigkeiten. Am Schlimmsten war für mich

immer, wenn die Lehrerin meinte: „So, wir machen jetzt 10 Minuten Kopfrechnen." Oh Gott, da wurde es mir richtig heiß und ich war froh, wenn die Quälerei wieder zu Ende war.
Doch zurück zu Max.
Wir haben sehr viel gelernt und geübt, aber es wurde nicht viel besser. Als ob ich mir nicht schon genügend Vorwürfe machte, kamen von Leuten, die es ja so gut mit uns meinten, solche Aussagen: „Du musst mit dem Kind mehr lernen!" oder „Der Bub ist einfach nur faul!" und ähnliches.
Doch Max war nicht faul, er konnte es einfach nicht verstehen. Also rechnete oder zählte er mit den Fingern. Da kam mir das erste Mal der Gedanke an Nachhilfestunden, aber der Vater von Max meinte, dass die das auch nicht besser erklären könnten und außerdem koste es ja Geld.
Aber es ging mit der Mathenote einfach nicht aufwärts. Besonders schlimm war für mich, dass mein einziges Kind nur wegen dieser Mathenote auf die Hauptschule kommen sollte. In dieser Schule war ich auch, und ich habe wirklich darunter gelitten. Ich habe mich damals deswegen immer minderwertig gefühlt , und jetzt sollte es meinem Kind genau so gehen.
Dieser Gedanke machte mich echt fertig.
Da wir mit der Grundschulempfehlung nicht einverstanden waren, wurde ein Test beim Beratungslehrer gemacht. Unsere große Hoffnung, dass es klappen könnte, wurde leider schnell zerstört. Also doch Hauptschule. Wir schluckten, aber wir hatten ja keine andere Wahl mehr. Der Beratungslehrer hatte uns jedoch auch einen Kollegen empfohlen, der uns vielleicht weiterhelfen könnte. Nun, schaden konnte es ja nicht, wir würden uns das mal ansehen und anhören. Ich war schon so verzweifelt, dass mir jede Hilfe recht war.
So sind wir Ende der 4. Grundschulklasse bei Herrn Dürre gelandet – eigentlich viel zu spät. Er führte mit Max, seinem Vater und mir ein Gespräch und weil wir selbst unserem Sohn nicht helfen konnten, waren wir gerne bereit, einmal in der Woche für eine Stunde zu Herrn Dürre zu fahren. Wir haben uns zwar noch wegen der Kosten gestritten, die nicht gering sind. An dieser Stelle möchte ich mich beim Vater von Max, der nicht mehr bei uns lebt, bedanken, der diese Kosten für die für Max so wichtigen Trainingsstunden übernimmt. Das Geld ist gut angelegt und mir alleine wäre es nicht möglich gewesen dies zu bezahlen.

Max geht meistens gerne zu Herrn Dürre, wahrscheinlich auch deshalb, weil er merkt, dass er dann vieles besser oder überhaupt versteht. Vor allem kann Herr Dürre ruhig und gezielt mit ihm arbeiten, ohne dass die ganzen Gefühle mitspielen. Er bringt es auch fertig, dass Max die Dinge nun versteht. Was mir auch gut gefällt, ist, dass Entspannungsübungen, Entspannungsmusik, „Laufen auf der Stelle" und Übungen aus der Kinesiologie gemacht werden. Max geht gestärkt aus der Stunde, es geht ihm viel, viel besser. Auch wenn seine Mathenote immer noch 4 ist. Er kommt jetzt im Matheunterricht mit und das ist mir das Wichtigste.
Max hat mir immer leid getan, wenn er mit Matheaufgaben aus der Schule heimgekommen ist und nicht wusste, wie er sie machen sollte. Und ich wusste es leider oft auch nicht. Und falls ich es doch wusste, konnte ich es oft nicht richtig erklären. Dann schrie er mit mir herum und schmiss alles hin mit den Worten: „Sch..... Mathe, ich schreib es morgen von jemandem ab oder ich rechne es mit dem Taschenrechner aus." Natürlich schrie ich dann zurück und dann hatte sowieso alles keinen Wert mehr. Er tat mir immer leid.
Auch andere versuchten mit ihm zu lernen, aber ohne Erfolg. Max gäbe sich keine Mühe, er hätte ja gar keine Lust. Dies waren die Meinungen über ihn. Er wurde ausgeschimpft, was natürlich für ihn gar nicht gut war. Manchmal weinte er auch. Keiner konnte ihn erreichen, man hat ihn nur verletzt.
Ich kann sagen, dass es für Max ein Glück ist, dass wir Herrn Dürre gefunden haben und möchte mich bei ihm bedanken für all seine Mühe und für den Mut, den er Max gibt.

Max hat mittlerweile seinen Hauptschulabschluss gemacht. Die Mathematik machte ihm keine Probleme mehr.

2. Martina, 11 Jahre alt, 5. Klasse

Martina

In der zweiten Klasse habe ich bemerkt, dass ich in Mathe viel langsamer bin, als in den anderen Fächern. Meine Lehrerin hat damals immer gesagt: „Du kannst das schon.". Als wir dann aber zum Zehnerübergang gekommen sind, habe ich große Schwierigkeiten bekommen, selbst bei so leichten Aufgaben wie „12 – 3".

Der Mathematikunterricht war für mich eine Plage. Jeden Tag, wenn auf dem Stundenplan „Mathe" stand, dachte ich „Oh nein, nicht schon wieder Mathe!". Während des Mathematikunterrichts fühlte ich mich total schlaff und müde und Mathe machte mir überhaupt keinen Spaß. Meine Lehrer haben gesagt, dass ich mehr üben soll. Aber ich wusste genau, dass das Üben mir nichts bringt.
Das Lernen mit den Rechenstäben und den Karteikarten war für mich auch manchmal sehr schwierig. Ich habe aber gemerkt, dass ich das Rechnen damit besser verstehe. Jetzt macht mir Mathe auch wieder mehr Spaß, obwohl die Noten immer noch bei 4 liegen.

Vater von Martina

Martina war ein Wunschkind. Schwangerschaft und Geburt verliefen normal. Zwischen ihrem 7. und 14. Lebensmonat nahm ich Erziehungsurlaub und so hatte meine Frau, sie war als Beamtin beurlaubt, und ich viel zeit, um uns gemeinsam um Martina zu kümmern.
Einen Großteil der zeit verbrachten wir in Griechenland. Dadurch entwickelte sich nicht nur eine starke Mutter-Kind-Beziehung, sondern auch eine intensive Vater-Kind-Beziehung, die sich heute noch auswirkt. Martina lernte nicht das Krabbeln und bewegte sich bis zu ihrem 10. Lebensmonat nicht fort. Sie konnte sich allerdings lange mit sich und ihren Spielsachen beschäftigen. Während sie Bücher und Bilder sehr gerne ansah, konnte sie mit Bauklötzen und dem Bauen von Türmen nichts anfangen. Mit 10 Monaten lernte Martina laufen. Sie entwickelte sich normal weiter, besuchte eine Krabbelgruppe und kam mit 3 Jahren in den Kindergarten.
In den ersten drei Schuljahren bekam Martina eine Lehrerin, die sehr gut mit den Kindern umgehen konnte. Irgendwann fiel auf, dass Martina sehr unrund, also krakelig schreibt und dies sich auch mit anderen Stiften nicht änderte. Die Lehrerin vermutete eine leichte Störung in der Feinmotorik. Anschließend durchgeführte Tests brachten aber kein eindeutiges Ergebnis. Wir gingen daher davon aus, dass sich dies mit der Zeit wieder geben würde. Diese vermeintliche Störung in der Feinmotorik wirkte sich aber nur bei der Schrift aus, nicht in den übrigen schulischen Leistungen. Durch weitere Gespräche mit der Lehrerin erfuhren wir, dass es bei den Kindern, die aus demselben Kindergarten kamen, wie Martina, einige Defizite in der Entwicklung gab.

Martina wurde eine sehr gute Schülerin, der das Lernen Spaß machte. Leider änderte sich dies mit dem 4. Schuljahr. Es fand ein Lehrerwechsel statt und die neue Lehrerin kam mit der Klasse nicht zurecht. Nach nur drei Monaten verließ sie die Klasse wieder und es entstand nun ein Notprogramm für diese Klasse mit einer Vielzahl an Lehrern.

Die Klasse hatte bald den Ruf, eine „unmögliche" Klasse zu sein, was allerdings die Lehrerin der ersten drei Schuljahre nicht nachvollziehen konnte. Der Lärmpegel in dieser Klasse stieg enorm und Martina kam mit dieser Lernsituation nicht zurecht. Sie klagte wiederholt über Kopfschmerzen und Übelkeit, nicht nur wenn sie aus der Schule kam, sondern auch morgens, bevor sie in die Schule ging. Gleichzeitig ließen ihre Leistungen in Mathematik nach, es traten deutliche Rechenprobleme auf. Wir versuchten gemeinsam mit ihr, diese Probleme zu erkennen und zu besprechen.

Teilweise entdeckte ich hier Probleme, die sowohl meine Frau, als auch ich aus unserer eigenen Schulzeit her kannten. Aus diesem Grund versuchten wir nicht, über zusätzliches Üben, sondern über Erklärungen Martina das Rechnen verständlicher zu machen. Dies funktionierte aber nur in Teilbereichen. Die Schule definierte das Problem unserer Tochter als ein grundsätzliches Problem des Vertrauens in die eigenen Leistungen und Fähigkeiten. Dies konnten wir allerdings nicht nachvollziehen, da Martina in allen anderen Fächern mindestens die Note zwei hatte und auch zur Klassensprecherin gewählt wurde.

Meine Frau und ich hatten anfangs erhebliche Schwierigkeiten, die negative Lernentwicklung unserer Tochter im Fach Mathematik zu verstehen. Wir wussten nicht, wie wir damit umgehen sollten. Zuerst bemerkten wir nur, dass die zeit für die Hausaufgaben in Mathematik deutlich zunahm. Erst später stellten wir fest, dass Martina deutliche Schwierigkeiten in einzelnen Rechenschritten hatte. Immer mehr musste meine Frau bei den Hausaufgaben helfen. Doch auch diese Unterstützung bei den Hausaufgaben brachte keine positiven Veränderungen. Martina verstand offenbar die mengenmäßigen Zusammenhänge der Mathematik nicht, zwischen 99 und 375 gab es für sie keinen erkennbaren Mengenunterschied. Während sie in allen übrigen Fächern gut mitkam, verstand sie selbst nicht, warum dies in Mathematik nicht so war, obwohl sie sich doch genauso bemühte, wie in den anderen Fächern.

Auch in den Klassenarbeiten reichte Martina die Zeit nicht, sie wurde nie fertig. Anfangs vermuteten wir, bestärkt durch die Lehrerin, dass sie zu oft mit ihren Gedanken woanders war. Durch Gespräche und dem gemeinsamen Lernen erkannten wir aber, dass sie selbst die einfachsten Rechenschritte aus vorausgegangen Schuljahren nicht mehr beherrschte. Wir Eltern erkannten, dass wir mit unserer Lernunterstützung Martina nicht mehr weiterhelfen konnten.

Meine Frau entdeckte in der Tageszeitung einen Hinweis auf einen Vortrag über Dyskalkulie. Als ich hinkam, war der Raum schon voll besetzt. Dies zeigte mir, dass wir mit unserem Problem nicht alleine da stehen. In dem knapp zweistündigen Vortrag erkannte ich, dass sich die Aussagen des Referenten mit meinem Grundsatz „Begreifen kommt von greifen" decken. Es geht um anschauliches Lernen. Im ersten Moment hat es mich erschreckt, wie tief unten man eigentlich beginnen muss, um das Problem der Rechenschwäche zu erkennen.

Natürlich wusste ich zu diesem Zeitpunkt noch nicht, ob der Ansatz von Herrn Dürre auch bei unserer Tochter greifen könnte. Natürlich gab es auch eine gewisse Skepsis. Trotzdem ließen wir uns darauf ein. Wir begannen fast von vorne. Erst verstärkt mit den Cuisenairestäben und dann mit der Lernkartei und den von Herrn Dürre auf Karteikarten erstellten Rechenaufgaben. Um nun auch wirklich bei Martina eine Basis für ihr Mathematikverständnis zu erreichen, ließen wir uns Zeit und drängelten nicht, sondern arbeiteten in aller Ruhe alles von vorne durch. Dabei durfte die Motivation von Martina nicht leiden und die Belastung nicht zu hoch werden. Besonders gut findet Martina, dass sie sich bei den Karteikarten selbst kontrollieren kann.

Leider setzte sich der Negativtrend in Mathematik in der Schule fort. Die Mathematiklehrerin verstand die Probleme von Martina überhaupt nicht: „Sie muss sich halt mehr anstrengen und schneller arbeiten".

Mit dem fünften Schuljahr erhielt Martina einen neuen Mathematiklehrer. Wir hatten die Hoffnung, dass sich dadurch die Situation etwas entspannen würde. Aber leider nahm Martinas Leidensdruck während des fünften Schuljahres ständig zu. Sie selbst verstand immer weniger, warum sie in Mathematik nicht die Leistung bringen konnte, wie in den anderen Fächern. Ihre Kopfschmerzen und die Übelkeit nahmen zu. Von der Schule her haben wir wenig Verständnis erhalten. Zu Hause setzte Martina die

Arbeit mit den Rechenstäben und der Lernkartei konsequent fort, trotz des weiteren Leistungsabfalls in der Schule.
Langsam erkannten wir aber kleine Erfolge dieser Lernmethode bzw. des Aufarbeitens. Gewisse Rechenschritte gingen bei ihr jetzt schon schneller und sie wurde auch sicherer. Zehnerüberschreitung, Addieren, Subtrahieren, kleines Einmaleins kann Martina heute sicher anwenden.
Zum zweiten Halbjahr der fünften Klasse haben wir einen Schulwechsel vorgenommen, mit dem Martina einverstanden war. Mit diesem Wechsel verschwanden auch ihre Kopf- und Bauchschmerzen, sowie die Übelkeit. Besonders auffällig war, dass ihr auch Mathematik wieder Spaß machte. „Ich wusste gar nicht, dass Mathe auch Spaß machen kann" – eine Aussage von Martina, die uns wahnsinnig freute. Dieser Ausspruch zeigte uns, dass wir den richtigen Weg eingeschlagen haben, sowohl mit den Rechenstäben und der Lernkartei, als auch mit dem Schulwechsel. Zwar hat sich dies noch nicht in den Noten gezeigt. Die letzte Mathearbeit zeigte aber deutlich gute Ansätze in der Rechensicherheit und in der Fähigkeit des mathematischen Verständnisses.
Wichtig für Eltern in ähnlicher Situation ist meiner Ansicht nach, weiter an ihre Kinder zu glauben und sich durch negative Äußerungen seitens einiger Lehrer nicht entmutigen zu lassen. Es lohnt sich – auch wenn es mühsam ist und es manchmal keinen Ausweg aus der Krise zu geben scheint. Wir tun es für unser Kind und helfen ihm auf einem wichtigen Weg seines Lebens, auch hinsichtlich seines Selbstvertrauens, seines Mutes und seiner Durchsetzungskraft.

Ich habe Herrn Müller nach einem Vortrag von mir über Dyskalkulie kennen gelernt. Er kam nach der Veranstaltung und schilderte die Probleme seiner Tochter im Rechnen. Daraufhin habe ich Herrn Müller noch einmal die Rechenstäbe und die Lernkartei mit den Karteikarten empfohlen. Außerdem haben wir einen Termin vereinbart, zu dem Herr Müller mit Martina zu mir in die Lernpraxis kommen sollte, damit ich mir selbst ein Bild von den Rechenschwierigkeiten seiner Tochter machen konnte. Obwohl unsere Praxis ca. 250 km von dem Wohnort der Familie Müller entfernt liegt, kam Herr Müller mit Martina zu mir. So konnte ich mit Martina selber sprechen und ihnen anschließend sagen, wie sie zu Hause weiterarbeiten sollten. Über Telefon, Fax und E-Mail sind

wir in Kontakt geblieben und haben uns zusätzlich noch ab und zu getroffen. Bei diesen Treffen habe ich mir dann ein Bild davon machen können, wie weit Martina gekommen ist. Außerdem konnte ich mit ihr und ihren Eltern wieder einiges durchsprechen und weitere Hilfestellung geben.
Martina hat in dieser Zeit auf Grund ihres starken Willens und dem enormen Einsatz ihrer Familie große Fortschritte gemacht. Das Rechnen mit den Fingern hat sie ganz aufgegeben und Mathe scheint ihr wieder mehr Spaß zu machen

Möglichkeiten der Eltern

In erster Linie ist der Mathematiklehrer Ihr Ansprechpartner, wenn Probleme im Rechnen bei Ihrem Kind auftauchen. Sprechen Sie ihn darauf an und fragen Sie ihn, ob er dies auch schon festgestellt hat. In der Regel wird der Lehrer mit Ihnen die Situation Ihres Kindes durchsprechen und Ihnen wertvolle Tipps mit nach Hause geben. Sollten diese Ratschläge nicht den erhofften Erfolg bringen, suchen Sie erneut das Gespräch mit dem Lehrer. Erzählen Sie aber auch Ihrem Kind von diesen Gesprächen. Es darf nicht den Eindruck bekommen, es würde hinter seinem Rücken über es gesprochen. Es wird ihm sehr helfen, wenn es erfährt, dass seine Eltern seine Probleme im Rechnen wahrnehmen und auch ernst nehmen. Damit hat es die Möglichkeit, auch offener darüber zu sprechen, es wird vielleicht die Angst vor der Mathematik und den Klassenarbeiten verringern. Es weiß, dass die Eltern nicht schimpfen, wenn es wieder mit einer schlechten Mathematiknote nach Hause kommt, es bekommt keinen Hausarrest oder Spielverbot und das Üben daheim wird nicht verstärkt. So können Sie zu Hause Ihren Beitrag zu einem angstfreieren Umgang Ihres Kindes mit dem Rechnen leisten.
Sollten Sie aber bei dem Mathematiklehrer Ihres Kindes auf wenig Verständnis stoßen, gehen Sie zum Klassenlehrer, falls er nicht gleichzeitig auch der Mathematiklehrer ist, oder je nach Bundesland zu dem zuständigen Beratungslehrer oder zu den Schulpsychologischen Diensten. Dort wird man Ihnen auf jeden Fall weiterhelfen. Die Adressen erfahren Sie von Ihrer Schule, Sie können aber auch bei den Schulämtern nachfragen.
Geben Sie nicht sofort auf, wenn der Mathematiklehrer die Rechenprobleme Ihres Kindes als nicht so gravierend betrachtet.

Viele Eltern haben erst nach mehrmaligen Anläufen Gehör gefunden.
Im Gegensatz zur Legasthenie steckt man bei der Dyskalkulie noch in den Anfängen. Dies macht es auch für betroffene Eltern so schwer, Gehör bei einigen Lehrern zu finden. Lassen Sie sich aber dadurch nicht entmutigen.
Dyskalkulie sollte aber kein Alibi für Eltern sein, um in Selbstmitleid zu zerfließen - nach dem Motto „mein armes Kind hat eine Rechenschwäche". Am allerwichtigsten ist der Punkt, den ich schon weiter oben kurz angesprochen habe. Wenn Ihr Kind große Schwierigkeiten im Rechnen hat, versuchen Sie ihm zu helfen. Diese Hilfe kann nicht darin bestehen, die Freizeitaktivitäten durch häufigeres Üben zu beschränken. Sie kann auch nicht in einem noch stärkeren Druck seitens der Eltern bestehen, indem mit dem Kind geschimpft wird. Geben Sie Ihrem Kind das Gefühl, trotz dieser Schwäche von Ihnen anerkannt und geliebt zu werden. Vermitteln Sie Ihrem Kind, dass es immer und jederzeit zu Ihnen kommen kann und Unterstützung und Verständnis erhält. Bauen Sie Ihr Kind mit Lob und Zuneigung wieder auf, bestärken Sie es positiv. Versuchen Sie gemeinsam mit Ihrem Kind zusätzliche Hilfs- oder Trainingsmöglichkeiten durchzusprechen. Wenn Ihr Kind merkt, dass seine Schwierigkeiten von seinen Eltern anerkannt werden, fühlt es sich nicht alleine gelassen. Es ist eher bereit, weitere Zeit in gezieltes Üben zu stecken, sofern der zeitliche Rahmen für das Kind überschaubar bleibt. In der Regel wird sich dadurch auch die familiäre Situation entspannen.
Falls Sie in Erwägung ziehen, Ihrem Kind Nachhilfe zukommen zu lassen, sollten Sie vorher genau überlegen, ob dies sinnvoll ist. Stellen Sie sich die Frage, ob es nur eine momentan auftretende Schwäche ist oder ob die Probleme schon länger vorhangen sind. In dem Kapitel „Fehleranalyse" habe ich Näheres darüber geschrieben.

! **Das Kind braucht Hilfe und Unterstützung und eine angstfreie Lernumgebung!**
Es sollte in seinen besonderen Fähigkeiten gefördert werden!

Das häusliche Üben

Als Eltern rechenschwacher Kinder stehen Sie immer wieder vor der Frage, wie man seinem Kind zu Hause beim Erlernen des Rechnens helfen und es unterstützen kann. In der Schule wird Ihnen gesagt, Sie sollen mit Ihrem Kind mehr üben. Zu Hause stellen Sie aber fest, dass Ihr Kind Ihre Erklärungen entweder nicht akzeptiert („Der Lehrer hat es aber anders erklärt!"), nicht umsetzen kann oder gar nicht versteht. Teilweise kann es einen gleichen Aufgabentyp noch mal rechnen, ist die Aufgabe jedoch nur ein klein wenig anders, bricht die Logik bei Ihrem Kind zusammen. Es ist nicht mehr in der Lage, die – zumindest für Ihr Kind – total neue Aufgabe zu lösen. Sie verstehen dies nicht, denn eigentlich ist doch alles „logisch". Stimmt auch! Aber eben nur für Sie! Für Ihr Kind hingegen ist es überhaupt nicht logisch. Sie versuchen trotzdem, Ihrem Kind den Rechenweg deutlich zu machen, damit wenigstens die Hausaufgaben erledigt sind. Dieses Rechnen der Hausaufgaben sieht in der Regel wohl so aus, dass Sie mehr oder weniger deutlich sagen, welches Ergebnis herauskommen muss. „Du siehst doch, dass das Ergebnis 18 sein muss!" und erklären natürlich auch warum. Ihr Kind sagt „Ja!" und schreibt erleichtert das Ergebnis hin. Sie fragen nach, ob es denn auch verstanden worden ist und Ihr Kind nickt mit dem Kopf. Schon bei der nächsten Aufgabe beginnt dasselbe Spiel erneut. Ihr Kind kommt mit der Aufgabe nicht richtig klar und Sie helfen, indem Sie die Aufgabe indirekt wieder selber rechnen. „Du siehst doch, dass du jetzt zuerst die 5 mit der 10 malnehmen musst und dann noch mit der 3." Ihr Kind stimmt Ihnen wieder zu und schreibt das Ergebnis ins Heft. Sie merken, dass der Rechenweg eigentlich nicht verstanden wurde. Allerdings können Sie nicht begreifen, warum Ihr Kind Ihre logischen Rechengedanken nicht nachvollziehen kann.
Ihr Kind hat wahrscheinlich eine Rechenschwäche.
Akzeptieren Sie diese Rechenschwäche nicht, können Sie nicht offen und verständnisvoll mit Ihrem Kind arbeiten. Sie werden sich immer wieder fragen, wieso gerade Ihr Kind das alles nicht verstehen kann, wo doch alles so logisch und einfach ist. Sind Sie aber bereit zu sagen: „Mein Kind hat Schwierigkeiten im Rechnen" werden Sie feststellen, dass Sie viel ruhiger an das Erklären und Üben herangehen werden. Auch bei Ihrem Kind werden Sie eine Veränderung feststellen. Es wird nicht mehr so bockig sein, es wird Ihnen besser zuhören und es wird offener sein.

Ich weiß, eine Schwäche bei dem eigenen Kind zu akzeptieren, fällt uns Eltern nicht leicht. Immer wieder höre ich in Elterngesprächen, wie schwer es fällt, eine Legasthenie, eine Hyperaktivität oder eine Dyskalkulie anzuerkennen. Ganz schwierig ist es, wenn der Partner (in der Regel sind es die Väter, da die Mütter sich um die Erziehung und damit auch um die Schule kümmern) dies alles ganz anders sieht.

Nach einem Vortrag über Dyskalkulie ist einmal eine Mutter zu mir gekommen und hat gesagt, eigentlich wären sie das verkehrte Publikum. Ich habe schon einen Schreck bekommen, denn ich dachte sofort, ich hätte an meinen Zuhörern vorbeigesprochen. Dem widersprach sie aber und schilderte ihre Probleme zu Hause mit ihrem Mann, der diese Rechenschwäche des Sohnes nicht akzeptieren wollte. Im Gegenteil, er machte ihr den Vorwurf, sie würde ihrem Kind nicht richtig helfen.

Leider ist dies kein Einzelfall. Ich höre immer wieder von Vätern, die das Alles als „neumodischen Kram" abtun. Für sie ist die Mutter nicht streng genug. Vielleicht lesen diese Väter auch dieses Buch und bekommen so eine andere Einstellung zu dem Problem ihres Kindes.

Wie können Sie aber nun konkret Ihrem Kind bei einer Rechenschwäche helfen?

Ein sicherlich falscher Weg wäre es, den Taschenrechner als Hilfsmittel zu benutzen. Ihr Kind erhält zwar das richtige Ergebnis, sofern es die Zahlen korrekt eintippt. Wie aber das Ergebnis zustande gekommen ist, bleibt Ihrem Kind verborgen. Hinzu kommt noch, dass während einer Klassenarbeit in den unteren Klassen der Taschenrechner natürlich nicht benutzt werden darf. Rechnet Ihr Kind zu Hause häufig mit dem Taschenrechner, fehlt ihm die zusätzliche und sehr notwendige Übung durch die Hausaufgaben. Der Sinn der Hausaufgaben besteht nicht darin, hauptsächlich ein richtiges Ergebnis vorzuweisen. Vielmehr soll anhand der Hausaufgaben das in der Schule Erlernte vertieft werden. Außerdem dienen sie dazu, herauszufinden, was von dem neuen Stoff verstanden wurde und wo noch Schwierigkeiten sind. Lassen Sie aber Ihr Kind mit dem Taschenrechner die Aufgaben lösen, findet kein intensives Beschäftigen mit den Hausaufgaben statt.

In Baden-Württemberg wird in der 7. Klasse der Taschenrechner eingeführt. Vieler meiner Mathematiklehrerkollegen sind wie ich der Meinung, dass diese frühe Einführung dem Kopfrechnen und damit dem Rechnen allgemein enorm schadet. Selbst gute Schüler

benutzen den Taschenrechner, um so einfache Aufgaben wie 13 + 8 oder 3 • 4 auszurechnen. Früher wurde der Taschenrechner in der 9. Klasse eingeführt, was bedeutete, dass bis Klasse 9 die Schüler im Kopf rechnen mussten. Es wird sehr häufig von der Wirtschaft beklagt, dass unsere Schüler nicht mehr richtig rechnen könnten, besonders das Kopfrechnen wäre häufig mangelhaft. Dies ist auch in meinen Augen kein Wunder, wenn man die starke Einbeziehung des Taschenrechners in unser mathematisches Leben und vor allem im Schulleben berücksichtigt.
Von daher vertrete ich die Auffassung, dass der Taschenrechner bei den Schülern, bei denen er in der Schule noch nicht eingeführt ist, nichts verloren hat. Der Taschenrechner macht das Kopfrechnen und das Verständnis für die Mathematik kaputt!

! **Für das Üben zu Hause ist die Akzeptanz der Rechenschwäche wichtig!**

Grundvoraussetzungen für das häusliche Üben

Um zu Hause mit seinem Kind gezielt üben zu können, bedarf es zwei grundlegender Voraussetzungen:

1. Die Bereitschaft des Kindes gemeinsam mit Mutter und Vater oder einer anderen Bezugsperson über einen längeren Zeitraum gezielt zu lernen.
2. Die Bereitschaft der Mutter oder des Vaters oder einer anderen Bezugsperson gemeinsam mit dem Kind über einen längeren Zeitraum gezielt zu arbeiten.

Beides ist ein Muss, soll sich der Erfolg einstellen. Wenn Sie als Elternteil nicht bereit sind, über einen längeren Zeitraum wöchentlich mit Ihrem Kind gezielt zu arbeiten, wird Ihr Kind relativ schnell die Lust am Üben verlieren. Am besten ist es für ein Training und das damit verbundene intensive Üben, eine feste Zeit pro Woche festzulegen. Setzten Sie sich dazu mit Ihrem Kind z.B. am Sonntagabend zusammen und legen Sie gemeinsam die Übungstermine für die kommende Woche fest. Natürlich ist es auch möglich, feste Termine für zwei, drei oder mehrere Wochen zu vereinbaren. Dies sollten Sie sich aber genau überlegen, da sowohl bei Ihnen als auch bei Ihrem Kind immer wieder wichtige Termine dazwischen kommen können. Ich denke z.B. an Arzttermine, Klassenarbeiten, für die auch noch gelernt werden muss, Kindergeburtstage oder geschäftliche Verpflichtungen. Von daher ist es sinnvoller, den Termin nur für eine Woche festzulegen. Wichtig dabei ist: Dieser festgelegte Termin muss auch von Ihnen eingehalten werden. Für uns Eltern ist es oft ganz selbstverständlich, die mit unseren Kindern vereinbarten Termine zu verschieben. Kopfschmerzen, Erledigtsein, die Nachrichten im Fernsehen oder wichtige Telefonate werden oft als Ausrede benützt, nur weil man gerade keine Lust hat. Macht es jedoch das Kind ebenso, sind wir erstaunt und natürlich verärgert, schließlich ist doch das Üben für die Schule wichtiger, als das Spielen mit Freunden oder die tägliche „daily soap". So denken wir Erwachsenen. Unsere Kinder sehen dies natürlich ganz anders, was wir wiederum nicht akzeptieren können. Oft fällt es uns Erwachsenen sehr schwer, unsere Kinder zu verstehen. Wir können ihre Gedanken nicht nachvollziehen. Urteilen wir über Gedanken unserer Kinder, dann urteilen wir mit unserem Erwachsenen-Verständnis und nicht mit der Verständniswelt unserer

Kinder. Wir erwarten aber gleichzeitig, dass unsere Kinder Verständnis für uns haben. Nur ist es für die unmöglich, sich in die Erwachsenenwelt zu versetzen. Wir dagegen brauchen nur häufiger an unsere eigene Jugendzeit zurück zu denken, um unsere Kinder besser verstehen zu können.
Als Vater von drei Kindern weiß ich, wie schwer es einem manchmal fällt, abends noch Vokabeln abzuhören oder das Gelernte in Erdkunde abzufragen. Für die Kinder ist dies aber sehr wichtig. Verschieben Sie ausgemachte Termine, so kann bei Ihrem Kind der Eindruck entstehen, dieses Training oder dieses gezielte Üben ist gar nicht so wichtig. Es reicht, wenn ab und zu unregelmäßig daran gearbeitet würde. Diese Einstellung führt sehr schnell zu einer großen Unlust und zwar auf beiden Seiten nach dem Motto: „Wir könnten es ja auch morgen Nachmittag machen." Am nächsten Nachmittag beginnt jedoch die Diskussion wieder von neuem. Deshalb ist es ganz wichtig, den Termin gemeinsam mit dem Kind so festzulegen, dass ihn auch beide Seiten einhalten können. Tragen Sie den Termin in Ihren Terminkalender ein und Ihr Kind merkt, wie wichtig Sie ihn und damit auch das Kind, nehmen. Ebenso soll natürlich auch Ihr Kind diesen Termin in seinen Terminkalender eintragen. Natürlich kann ein unvorhergesehener Termin kommen, der eine Verschiebung wirklich notwendig macht. In diesem Fall ist es von großer Bedeutung, dies mit Ihrem Kind zu besprechen, damit es Ihre Problematik verstehen kann. Genauso kann natürlich auch bei Ihrem Kind etwas Unvorhergesehenes dazwischenkommen. In einem gemeinsames Gespräch kann dies geklärt werden. Seien Sie Ihrem Kind ein Vorbild, zeigen Sie ihm, wie wichtig auch Ihnen das Üben ist. Ist Ihr Kind zum zusätzlichen Üben nicht bereit, hat es überhaupt keine Lust dazu, dann fehlt die eine der grundlegenden Voraussetzungen, damit das Üben Früchte tragen kann. Sie werden selbst schon festgestellt haben, wie wenig sinnvoll es ist, ein Kind unter Druck zum Lernen zu bringen. Es blockt, ein Wort gibt das andere, es kommt zum Streit, der oft damit endet, dass sich das Kind zurückzieht. Ganz anders sieht es aus, wenn es freiwillig lernt oder zumindest bereit dazu ist. Es ist mit Eifer dabei, kommt eventuell, um einiges zu fragen oder will abgehört werden. Das Gelernt bleibt besser haften.
Ich weiß, wie schwierig es ist, Kinder für das Lernen zu motivieren. Versuchen Sie es trotzdem. Besprechen Sie mit dem Kind die Situation, versuchen Sie es von der Notwendigkeit des zusätzlichen Lernens zu überzeugen – aber nicht mit Druck. Mit Verboten, Haus-

arrest oder dergleichen werden Sie genau das Gegenteil erreichen. Ihr Kind wird überhaupt keine Lust mehr zum Üben verspüren und blockt total ab. Überlegen Sie sich – vielleicht gemeinsam mit Ihrer Tochter/Ihrem Sohn – einen Anreiz, der es ermöglicht, sich auf die zusätzlichen Übungsstunden einzulassen. Viele Eltern argumentieren über eine Verbesserung von Noten. Sie sind dann sehr enttäuscht, wenn das Kind nicht so darauf reagiert, wie sie es sich erhofft haben. Die meisten Grundschulkinder, aber auch viele Jugendliche können diesen Rückschluss auf die Noten nicht nachvollziehen. Erst recht nicht, wenn nicht sofort eine Verbesserung eintritt. Sie sprechen – wie bereits gesagt – eine ganz andere Sprache.
Sinnvoller ist es, mit Belohnungen und viel Lob zu arbeiten. Loben Sie Ihr Kind, wenn es etwas nicht Alltägliches getan hat, zeigen Sie ihm Ihre Anerkennung. Leider wird in unserer heutigen Zeit viel zu wenig gelobt. Dabei leben auch wir Erwachsenen vom Lob, brauchen es als Bestätigung. Bei den Kindern ist es nicht anders.
Sie strahlen, wenn sie für etwas gelobt werden und sind dann viel motivierter. Ein positiver Anreiz können auch Belohnungspunkte, Smilie-Stempel, Gutscheine oder dergleichen sein. Für jede erfolgreiche Übungs- bzw. Trainingsstunde bekommt Ihr Kind einen Stempel, einen Belohnungspunkt oder einen Gutschein. Legen Sie dazu mit Ihrem Kind ein Blatt an, auf dem jede durchgeführte Stunde mit Datum aufgeschrieben wird. Vielleicht hat es auch Lust, dieses Blatt alleine zu gestalten, z.B. mit dem Computer. Es ist auch denkbar, dies in Form einer Leiter zu machen, wobei jede Sprosse für einen Übungstag steht. War die Stunde erfolgreich, gibt es einen Stempel, Gutschein oder Belohnungspunkt, bei schlechter Mitarbeit einen traurigen Smilie-Stempel oder gar nichts. Die Entscheidung, ob die Mitarbeit gut war oder nicht, treffen Sie alleine. Diesen Sachverhalt sollten Sie Ihrem Kind im Vorfeld bewusst machen. Natürlich können auch Kompromisse geschlossen werden, die aber die Ausnahme bleiben sollten. Es hat wenig Sinn, nach jeder nicht so guten Übungsstunde endlose Diskussionen zu führen, die doch meistens im Streit enden. Ihr Kind muss wissen, dass es für einen Belohnungspunkt etwas leisten muss. Notfalls müssen Sie damit leben, dass Ihr Kind sauer auf Sie ist und beleidigt davonläuft.
Bevor Sie mit dem eigentlichen Üben bzw. dem Training beginnen, sollten Sie gemeinsam mit Ihrem Kind überlegen, welche Belohnung es für welche Anzahl von Punkten bekommt. So könnte für zwei Punkte ein Eis herausspringen, für weitere drei Punkte ein Kinobesuch mit Eltern. Gemeinsame sonntägliche Schwimmbadbe-

suche, das ist auch im Winter möglich (Hallenbad), abends mit den Eltern oder der ganzen Familie vor dem Zubettgehen noch ein Spiel machen, ein Eis in der Eisdiele essen, den Tierpark besuchen, etwas zusammen basteln, vorlesen vor dem Schlafengehen, usw. Ihnen wird bestimmt noch mehr einfallen, was als Belohnung möglich ist. Es sollten auf jeden Fall Aktivitäten sein, die Sie mit Ihrem Kind gemeinsam unternehmen könne. Dies fördert auch das Zusammenleben in Ihrer Familie. Reine Geldgeschenke halte ich in diesem Fall für äußerst unangebracht. Dabei würde das Geld als Belohnung viel zu stark im Vordergrund stehen, das Familiäre tritt zurück. Es ist sehr schade, wenn auch schon bei Kindern alles mit Geld abgegolten wird. Kinder brauchen viel nötiger die Geborgenheit der Familie, sie wollen gemeinsame Aktivitäten unternehmen. Aber wir Erwachsenen finden leider viel zu häufig Ausreden, um solche Dinge nicht unternehmen zu müssen und die Kinder erkennen diese auch als Ausreden. Lassen Sie sich auf so eine Art von Belohnung ein, werden Sie feststellen, wie erholsam solch gemeinsame familiäre Unternehmungen sein können. Mir selbst ist es schon ab und zu so ergangen, obwohl ich im Vorfeld gar keine Lust hatte und eigentlich lieber meine Ruhe haben wollte. Hinterher war ich immer sehr froh über die gemeinsame Unternehmung.
Sie können mit Ihrem Kind gemeinsam einen Vertrag aufsetzen, in dem Sie genau festlegen, wie viel Punkte für welche Aktivität benötigt werden. Diesen Vertrag bestätigen beide Parteien mit Datum und Unterschrift. Damit wird er für beide Seiten verbindlich. Manche Eltern sind der Meinung, der Anreiz zum Lernen wird erhöht, wenn sie hochwertige Aktivitäten oder teure Geschenke anbieten. Dafür muss das Kind aber sehr viele Gutscheine, Punkte oder Stempel sammeln. Bis nun das Kind diese Belohnung endlich erhält, vergehen vielleicht 10 Wochen. Dieser Zeitraum ist für das Kind in der Regel nicht überschaubar. Nach einem Monat stellt es fest, dass es immer noch eineinhalb Monate üben muss, um die angestrebte Belohnung zu erhalten. Viele Kinder verlieren dabei die Lust und die Energie. Kleine Zeiträume sind überschaubarer und die Belohnung lässt nicht so lange auf sich warten.
Es muss noch ein weiterer Punkt angesprochen werden, der bei der „häuslichen Schule" eine ganz wichtige Rolle spielt: das Verhältnis zwischen Mutter/Vater und dem Kind beim Lernen. Oft haben Eltern zu Ihren Kindern ein sehr gutes Verhältnis, beim Lernen geht dies aber innerhalb kürzester Zeit in die Brüche. Schon nach fünf Minuten, teilweise sogar noch schneller, wird das Üben abgebrochen,

beide Parteien sind emotional zu sehr belastet. Die Eltern verstehen es nicht, wollen sie doch nur das Beste. Das Kind ist ebenfalls frustriert, da es kein Verständnis bei seinen Eltern findet. Teilweise machen diese Situationen ein gemeinsames Lernen oder Üben unmöglich. In diesem Fall sollte überlegt werden, ob nicht eine andere Person, zu der das Kind Vertrauen hat oder aufbauen kann, das Üben übernimmt. Manchmal ist es auch sehr sinnvoll, wenn diese Übungsstunden außerhalb der gewohnten Umgebung stattfinden.
Nicht zu unterschätzen ist der zeitliche Aufwand für die Übungen. So besteht ein Training in der Regel aus mehreren Trainingseinheiten, wobei es teilweise über einen längeren Zeitraum gehen kann, bis Ihr Kind die gesamte Übungseinheit verstanden und verinnerlicht hat. Erst dann sollten Sie zu der nächsten Einheit übergehen, damit die Voraussetzungen für die neue Übungseinheit geschaffen sind. Stellen Sie sich auf mindesten sechs bis zwölf Monate ein, bis das Training sichtbare Früchte trägt. Sie benötigen einen langen Atem, um sich und Ihr Kind immer wieder neu zu motivieren. Sie wollen Ihrem Kind helfen, es unterstützen. Dies sollte für Sie eine starke Motivation sein, den zeitlichen Aufwand zu schaffen. Verschweigen Sie aber Ihrem Kind diesen zeitlichen Aufwand nicht. Sagen Sie ihm ehrlich, dass es mit zwei- oder dreimaligem Üben nicht getan ist. Machen Sie ihm Hoffnung auf ein besseres und schnelleres Rechnen nach diesem zeitaufwändigen Üben.
Ich habe zu Beginn des Kapitels von zwei Grundvoraussetzungen für das Üben zu Hause gesprochen, nämlich dass beide Parteien gewillt sein sollten miteinander zu arbeiten. Es gibt aber noch weitere wichtige Grundlagen für das Arbeiten mit den eigenen Kindern. So ist eine spannungsfreie Atmosphäre sehr wichtig. Wenn Sie gehetzt oder gestresst nach Hause kommen und dann auch noch Ärger mit Ihrem Kind bekommen, ist dies keine gute Voraussetzung, um eine gewinnbringende Übungsstunde zu machen. In diesem Fall sollten Sie sich erst einmal entspannen und zur Ruhe kommen.
Einem Kind sinnvoll zu helfen, bedeutet auch eine angemessene Wortwahl. Sobald Sie Aussprüche wie „Stell dich nicht so an" oder „Das musst du doch verstehen" verwenden, fühlt sich Ihr Kind in die Enge getrieben. Es fühlt sich unverstanden, eventuell sogar abgelehnt. Auch Vorwürfe oder Befehle wie „du musst", „du sollst", „du bist nur zu faul" oder „du bekommst später keinen anständigen Beruf" können dazu führen. Versuchen Sie, Ihrem Kind keine Vorwürfe zu machen, nicht zu moralisieren, damit es nicht in die Lage

versetzt wird, sich zu rechtfertigen. Wird Ihr Kind in so eine Rechtfertigungsecke gedrückt, fehlt oft die Bereitschaft, sich auf den Trainer einzulassen oder ihn/sie überhaupt als Trainer zu akzeptieren. Holen Sie Ihr Kind dort ab, wo es steht, d.h. akzeptieren Sie die Schwächen und versuchen Sie gemeinsam mit Ihrem Kind heraus zu finden, wo die Probleme liegen. Dabei sollten Sie als Berater und nicht als Lehrer fungieren. Lassen Sie Ihr Kind nicht spüren, Sie wüssten alles besser. Akzeptieren Sie Erklärungen und Ergebnis Ihres Kindes als eine für das Kind richtige Antwort. Versuchen Sie, Ihr Kind über Fragen dazu zu bringen, über den Rechenweg, über die Antwort nachzudenken. Wenn Sie Ihr Kind immer verbessern, ohne ihm die Chance zu geben, seinen Fehler selbst heraus zu finden, besteht die Gefahr, dass Ihr Kind nicht mehr bereit ist zu denken. Es wird ihm nur noch darum gehen, eine richtige Antwort zu geben. Frau Petra Scherer, Mathematikprofessorin an der Universität in Bielefeld spricht in diesem Fall von einem „Antwortgeben..., bei dem es nur darum geht, die richtige Antwort zu geben, und der zu diesem Zweck Regeln und Formeln mehr oder weniger unkritisch gebraucht" (Scherer 1995).
Arbeiten Sie mit viel Lob. Denken Sie daran, dass Ihr Kind aufgebaut werden muss, es braucht bezüglich seiner Schwäche mehr Selbstvertrauen, deswegen: Heben Sie die Stärken des Kindes immer wieder hervor.
Ganz wichtig ist: Bewahren Sie bei alldem immer die Ruhe, auch wenn es noch so schwer fällt! Ich weiß, dies ist alles leichter hingeschrieben, als in die Tat umgesetzt. Versuchen Sie es trotzdem!
Trotz aller Hoffnungen sollten Sie sich sehr wohl bewusst machen, dass die von mir aufgeführten Trainingseinheiten zum Erschließen des Zahlenraums bis 100 keine Garantie für Erfolge sind. Diese kann es nicht geben, wenn mit Menschen gearbeitet wird. Was bei einem Kind funktioniert, muss nicht zwangsläufig bei einem anderen auch funktionieren. Ich möchte Ihnen aber Mut machen, die Übungen trotzdem durch zu führen. Es sind Übungen, die erfahrungsgemäß sehr erfolgversprechend sind.

! **Um Erfolg beim häuslichen Üben zu haben, müssen sowohl das Kind als auch die Eltern die Bereitschaft haben, in einer entspannten Atmosphäre miteinander arbeiten zu wollen**

Die Entwicklung des Zahlbegriffs

Jean Piaget, ein Schweizer Psychologe, war der Meinung, dass ein neugeborenes Kind außer lebensnotwendigen Reflexen nichts mitbringt. Das Gehirn eines Neugeborenen sei total leer. Erst im Laufe der Zeit fülle es sich durch Interaktionen mit seiner Umwelt. So war er auch der Meinung, dass Säuglinge erst nach zehn Monaten begreifen könnten, dass Gegenstände eigenständige Objekte seien. Außerdem war er davon überzeugt, Kinder würden bis zum 4. oder 5. Lebensjahr nicht über einen Sinn für Zahlen verfügen.
Bewiesen hat er das durch einen Versuch mit vierjährigen Kindern. Ihnen wurden zwei Reihen gezeigt, eine mit sechs Gläsern, eine mit sechs Flaschen. Sowohl die Gläser, als auch die Flaschen hatten alle den gleichen Abstand zueinander, so dass beide Reihen gleich lang waren. Die Kinder sollten nun entscheiden, ob es mehr Flaschen oder mehr Gläser gab. Alle Kinder antworteten richtig: es würden in beiden Reihen gleich viele Gläser und Flaschen stehen. Anschließend wurden die Gläser weiter auseinandergestellt, so dass diese Reihe länger wurde. Auf dieselbe Frage antworteten viele Kinder, es wären mehr Gläser als Flaschen da. Piaget schloss daraus, dass die Vier- bis Fünfjährigen noch keinen ausreichenden Zahlensinn hätten.
Diese Schlussfolgerung ist mittlerweile durch weitere Versuche widerlegt worden. Man hat denselben Versuch mit zwei- und dreijährigen Kindern durchgeführt und alle Kinder haben auch nach der Veränderung der Gläserreihe richtig geantwortet. Sie erkannten, dass die Anzahl der Gläser die gleiche geblieben war.
Ein weiterer Versuch mit zwei- bis fünfjährigen Kindern kam zu dem gleichen Ergebnis. Man hat zwei Reihen mit der gleichen Anzahl von Objekten aufgebaut und die Kinder nach der Reihe mit den meisten Gegenständen gefragt. Nach der richtigen Antwort des Kindes drehte sich der Versuchsleiter um und eine Teddyfigur zog eine der beiden Reihen auseinander. Dann kam der Versuchsleiter wieder dazu, und fragte noch einmal nach der Reihe mit den meisten Gegenständen. Alle Kinder antworteten richtig. Dieser Versuch wurde mit den gleichen Kindern wiederholt, nur mit dem Unterschied, dass jetzt der Versuchsleiter selber die Veränderung vornahm. Das Ergebnis verblüffte: Die zwei- bis fünfjährigen Kinder antworteten alle, wie es Piaget beobachtet hatte: sie sagten alle, in der längeren Reihe wären mehr Gegenstände.Wie war das möglich? Man führt

dies darauf zurück, dass die Kinder wohl der Meinung waren, sie hätten die erste Frage nicht richtig verstanden, weshalb der Erwachsene die Frage ein zweites Mal stellte. Es komme also nicht auf die Anzahl der Elemente in jeder Reihe an, sondern auf die Länge der Reihen (dachten die Kinder).
Es wurden auch Versuche mit vier bis fünf Monate alten Säuglingen durchgeführt. Man zeigte ihnen ein Bild mit zwei gleichen Elementen, z.B. zwei Punkte, zwei Striche. Sobald das Interesse an dem Bild nachließ, zeigte man das nächste mit zwei Elementen. Die Aufmerksamkeit der Säuglinge an den Bildern mit zwei Elementen wurde immer geringer. Als sie sich gar nicht mehr für neue Bilder mit zwei Elementen interessierten, wurde ein Bild mit drei Elementen dazwischen geschoben und die Aufmerksamkeit des jeweiligen Kindes war plötzlich wieder da.
Denselben Versuch hat man auch mit ein paar Tage alten Säuglingen durchgeführt und kam zu demselben Ergebnis. Somit war klar, dass selbst Säuglinge schon Unterschiede in der Anzahl von Elementen wahrnehmen können. Sie können aber auch schon Formen, Größe und Farbe unterscheiden. Im Alter von sechs Monaten zeigen Säuglinge, dass sie die ersten einfachsten Grundlagen des Rechnens beherrschen. Zeigt man ihnen einen Gegenstand und stellt ihn vor den Augen des Säuglings hinter eine Wand, nimmt einen zweiten Gegenstand und stellt ihn ebenso sichtbar hinter die Wand, erwartet das Kind zwei Gegenstände, wenn die Wand weggenommen wird.
Alle diese Versuche zeigen deutlich, dass der Mensch von Natur aus eine Begabung für Zahlen hat. Das bedeutet aber natürlich nicht, dass er von Geburt an schon rechnen kann. So wie Säuglinge lernen, ihre Mutter oder ihren Vater zu erkennen, so wie sie lernen Sprache zu verarbeiten oder ihre Bewegungen bewusst zu steuern, so lernen sie auch, sich numerisch zu entwickeln. Das Gehirn ist von Geburt an mit einem Zahlensinn ausgestattet. Wir haben also alle eine angeborene Fähigkeit zum mathematischen Denken.
Gehen wir in der mathematischen Entwicklung des Kindes weiter. Schon mit 3 ½ Jahren wissen Kinder, dass es beim Abzählen darauf ankommt, dass jedes Element nur einmal gezählt werden darf, wobei sie auch wissen, dass die Reihenfolge des Abzählens unerheblich ist. Sie erkennen sofort, wenn man beim Abzählen ein Element auslässt oder doppelt zählt. Dies zeigt, dass Kinder bereits am Ende des vierten Lebensjahres die Grundlagen des Zählens beherrschen.

Ab vier Jahren sind Kinder sogar in der Lage, Rechenverfahren zu entdecken. Sie stellen fest, dass sie mit Hilfe ihrer Finger die Aufgabe „2 +4“ lösen können, in dem sie z.B. mit ihrer Nasenspitze den jeweiligen Finger berühren und so durchzählen. Sie stellen dann aber schnell fest, dass es einfacher ist, zu zählen, indem sie den jeweiligen Finger bewegen (1,2,3,4,5,6) und anschließend alle sechs Finger oben haben. Eine Weiterführung ist es, wenn sie erkennen, dass sie bei 2 anfangen und dann 4 weiterzählen können (3,4,5,6), oder sogar die Aufgabe rumdrehen: „4+2“ und dann nur noch 2 dazuzählen müssen. So wenden 4jährige Kinder das Kommutativgesetz an, ohne je etwas davon gehört zu haben. Kinder entdecken in den ersten sechs bis sieben Lebensjahren die Mathematik und lernen, sich darin zu bewegen. Und das ohne Mathematikunterricht!
Was ich kurz aufgezeigt habe, ist die durchschnittliche mathematische Entwicklung eines Kindes. Aber diese Entwicklung geschieht nicht in einer festen Stufenfolge, sondern ganz individuell. Sie hängt von vielen Faktoren ab, die den angeborenen Sinn für Zahlen sowohl positiv, als auch negativ beeinflussen können. Die Frage stellt sich nun, wie Eltern diese mathematische Entwicklung ihres Kindes unterstützen können. Müssen Eltern möglichst früh anfangen, ihrem Kind das Zählen bei zu bringen, vielleicht noch vor dem Sprechen? Schaffen sie das nicht, wird ihr Kind dann vielleicht ein mathematischer Versager? Natürlich nicht!
Leider haben einige Eltern die Tendenz, ihre Kinder schon vor der Schule „schulisch“ zu fördern. Das Kind sollte mindestens schon lesen und teilweise schreiben und rechnen können, wenn es in die Schule kommt. Ich halte diese Entwicklung für gefährlich, denn häufig überfordern diese Eltern ihre Kinder. Es spricht nichts dagegen, sein Kind zu unterstützen, wenn es selbst die Initiative ergreift und schon vor der Schule anfängt, Buchstaben zu entziffern oder einfache Rechenaufgaben zu lösen. Für falsch halte ich es, wenn Eltern dieses fördern wollen, ohne dass das Kind schon bereit dazu ist. Wir Erwachsenen wissen, wie wichtig eine gute Schulausbildung für die spätere Berufswahl ist. Dies treibt jedoch viele Eltern dazu, ihre Kinder unter Druck zu setzen, da sie selber diesen Druck, vor allem durch Medien provoziert, spüren. Wer möchte nicht, dass sein Kind später eine glanzvolle berufliche Zukunft vor sich hat?
Ich stehe dieser Entwicklung skeptisch gegenüber. Es besteht die Gefahr, dass Kinder diesen Druck nicht mehr aushalten können und schulisch nachlassen. Ein Kind muss weder lesen, schreiben noch

rechnen können, wenn es in die Schule kommt. Wichtiger ist die Voraussetzung, dem Schulalltag gewachsen zu sein und die nötigen sozialen Verhaltensweisen mit zu bringen. Und dazu muss es weder lesen, schreiben noch rechnen können. Einige der Kriterien, die für die Einschulung wichtig sind, sehen Sie in der folgenden Tabelle:

	Kriterien zur Einschulung	Sollte das Kind bereits können	Gut, wenn es das schon kann	Muss das Kind noch nicht können
1.	Farben erkennen und benennen	X		
2.	Figuren sauber ausmalen		X	
3.	Formen erkennen und benennen		X	
4.	ausschneiden einfacher Figuren	X		
5.	rechts-links, hinten-oben, oben-unten erkennen		X	
6.	selbständig anziehen	X		
7.	sich von Eltern trennen	X		
8.	mit anderen Kindern spielen	X		
9.	sich im Gemeinschaftsspiel einordnen	X		
10.	Schuhe binden	X		
11.	Gleichgewicht halten	X		
12.	eigene Dinge kennen	X		
13.	eine gestellte Aufgabe erfüllen	X		
14.	kleine Aufgaben übernehmen	X		
15.	den Schulweg kennen (mit Bus oder zu Fuß)	X		
16.	10 min sich mit etwas beschäftigen	X		
	20 min sich mit etwas beschäftigen		X	
	30 min sich mit etwas beschäftigen			X
	40 min sich mit etwas beschäftigen			X
17.	Zahlenmengen auf einem Würfel erfassen	X		
18.	Mengen bis zu 4 Elementen erfassen können	X		

19.	zählen bis 10	X		
	zählen bis 20		X	
	zählen bis 50			X
	zählen bis 100			X
20.	Zahlen schreiben bis 10			X
21.	eigenen Namen schreiben und erkennen			X
22.	lesen können			X
23.	verschiedene Buchstaben erkennen und benennen			X
24.	Sätze aus mehr als drei Wörtern bilden können	X		
25.	Fremde können das Kind verstehen	X		
26.	sich verständlich ausdrücken	X		
27.	zuhören können	X		
28.	die Uhr kennen			X
29.	Kritik ertragen	X		
30.	es nach Misserfolg noch einmal versuchen	X		
31.	sich anpassen und durchsetzen		X	
32.	lernbegierig sein	X		
33.	einfache Lieder und Reime kennen	X		
34.	Ordnung halten	X		
35.	sich trauen, vor der Klasse einen Text auswendig auf zu sagen		X	
36.	Kontakt zu Kindern aufnehmen	X		
37.	Kontakt zu Erwachsenen auf nehmen	X		

Diese Tabelle zeigt deutlich, dass eigentlich fünf Bereiche dafür wichtig sind, ob ein Kind eingeschult werden sollte oder nicht:

- die soziale Reife
- die Grob- und Feinmotorik
- das Arbeitsverhalten
- die intellektuellen Fähigkeiten
- die Sprache

All diese Fähigkeiten werden in den ersten sechs Lebensjahren „trainiert".
Gehen wir zu der Frage zurück, was Eltern tun können, damit ihre Kinder eine durchschnittliche mathematische Entwicklung durchlaufen. Dazu muss man wissen, dass wir nicht mit den Augen sehen und mit den Ohren hören, sondern mit dem Gehirn. Dass Sie diese Zeilen lesen können, liegt nur zu einem geringen Teil an den Augen, aber zu ca. 95 % am Gehirn. Das heißt, wir sehen und hören mit unserem Gehirn. Das Gehirn muss das Gesehene, das Gehörte aufnehmen und verarbeiten. So können wir Farben sehen, Gegenstände erkennen oder Musik hören. Damit dies gut funktioniert, benötigen wir ein intaktes Wahrnehmungssystem.
Was aber ist Wahrnehmung?
„Wahrnehmung ist eine durch die Sinnesorgane gewonnene und im Gehirn verarbeitete Vorstellung der Umwelt." (Das moderne Lexikon). Dies bedeutet, dass das, was wir mit unseren Sinnesorganen (z.B. Augen, Ohren) aufnehmen, im Gehirn verarbeitet wird. Sie können sich das folgendermaßen vorstellen: Wenn Sie z.B. eine Blume sehen, Musik hören, durch eine Stadt gehen, werden alle Eindrücke, die auf Sie ein stürmen, die Sie mit Ihren Sinnesorganen aufnehmen, an das Gehirn weitergeleitet. Das Gehirn überprüft nun, ob es diese Blume, die Musik, den Straßennamen oder den Weg schon kennt. Egal, was über die Sinnesorgane aufgenommen wird, wird sofort an das Gehirn weitergeleitet, damit dies entscheiden kann, ob das Aufgenommene schon bekannt ist oder nicht. Ist es nicht bekannt, wird es abgespeichert. Kommen Sie später wieder in diese Stadt, werden wieder alle Eindrücke an das Gehirn geleitet. Unbekanntes wird abgespeichert, Bekanntes wird mit dem verglichen, was beim letzten Stadtbesuch abgespeichert wurde und noch vorhanden ist. Gegebenenfalls muss das schon Abgespeicherte überschrieben werden, da z.B. neue Eindrücke dazu gekommen sind, die beim letzten Besuch noch nicht aufgefallen sind.
Sie können es auch mit der Betrachtung eines Bildes vergleichen. Wenn Sie zum ersten Mal ein Bild ansehen, werden Sie die markanten Stellen des Bildes erkennen. Beim zweiten Betrachten, das auch eine gewisse Zeit später sein kann, werden Sie die markanten Stellen sofort wieder erkennen, da sie in Ihrem Gehirn abgespeichert sind. Da Sie sich aber trotzdem noch weiter mit dem Bild beschäftigen wollen, werden Sie zusätzliche Eindrücke gewinnen, die noch nicht abgespeichert sind. Das Gehirn nimmt diese neuen,

zusätzlichen Informationen auf und überschreibt die erste Abspeicherung. Schauen Sie sich dieses Bild ein drittes Mal an, passiert wieder genau dasselbe. Die gespeicherten Informationen werden mit den neuen verglichen und gegebenenfalls wieder überschrieben.

Durch unsere Sinnesorgane stehen wir in einem ständigen Kontakt mit unserer Umwelt. Unter Umwelt wird alles verstanden, was auf uns einwirkt. Wahrnehmung ist also ein aktiver Prozess, bei dem etwas getan werden muss. Erst wenn ich mich das zweite oder dritte Mal mit dem Bild auseinander setze, kann mein Gehirn das schon Abgespeicherte verifizieren. Und zu dem, was auf uns einstürmt, mit unseren Sinnesorganen aufgenommen und im Gehirn verarbeitet wird, zählen natürlich auch Sprache und Zahlen. Hat ein Kind in dieser Verarbeitung Probleme, existieren Defizite in der Wahrnehmung. Dies kann u.a. auch zu Schwierigkeiten im Rechnen führen, sogar bis hin zu einer Dyskalkulie.

Sehen wir uns diesen Prozess der Wahrnehmung in Bezug auf Zahlen näher an. Ein Kind muss z.B. die Zahl 23 optisch und akustisch differenzieren, abspeichern und als 23 wiedergeben können. Dafür ist unser Gehirn zuständig. Gibt es aber in der Verarbeitung Probleme, kann dies dazu führen, dass die Zahl 23 als solche nicht erkannt wird, nicht abgespeichert wird, oder nicht als 23 wiedergegeben werden kann. Tritt dies bei Zahlen von Anfang an auf, führt dies häufig zu einer Dyskalkulie. Der Zahlbegriff kann sich nicht richtig entwickeln, es wird kein Zahlenverständniss aufgebaut. Die Folge davon ist, dass viele dieser Kinder in der dritten, vierten Klasse oder auch darüber hinaus, nicht rechnen, sondern zählen, um eine Aufgabe zu lösen. Dazu benutzen sie die Finger, zählen im Kopf, an der Uhr oder an Ordnern, die im Regal gegenüber stehen.

Wie oben beschrieben hat jeder Mensch von Geburt an einen Sinn für Zahlen. Es gilt nun, diesen Zahlensinn zu aktivieren und zu trainieren. Und dies geschieht über unsere Sinne. „Sprache ist nur zu verstehen, wenn ihre sinnlich-wahrnehmbare Strukturen, also ihre äußere Hülle mit den Sinnen exakt wahrgenommen wird. Zwischen Wahrnehmen und Verstehen von Sprache besteht ein untrennbarer Zusammenhang." (Breuer-Weuffen S. 22)

Diese Aussage trifft natürlich auch auf Zahlen zu.

Über unsere Sinneswahrnehmung fördern wir unseren angeborenen Zahlensinn. Dieser Wahrnehmungsbereich ist natürlich nicht voll entwickelt vorhanden, sondern wird von Geburt an aufgebaut. Bei dieser Förderung der Wahrnehmung fällt den Eltern eine ent-

scheidende Rolle zu. Sie sind in der Regel diejenigen, die in den ersten Lebensjahren die Bezugspersonen sind. Sie sind diejenigen, die einen starken Einfluss auf die Entwicklung ihres Kindes haben und somit auch mitverantwortlich dafür sind, dass sich der Wahrnehmungsbereich ihres Kindes normal entwickelt. Bei dieser „normalen" Entwicklung werden medizinische Probleme von mir außen vor gelassen. Diese können sich natürlich negativ auf die gesamte Entwicklung eines Kindes auswirken und damit auch auf den Wahrnehmungsbereich. So gilt es ebenso abzuklären, ob medizinische Gründe die Ursache dafür sind, wenn ein Kind größere Probleme im Wahrnehmungsbereich hat.
Für die Entwicklung der Wahrnehmung ist es sehr wichtig, dass Eltern oder andere Bezugspersonen vom ersten Lebenstag an viel mit dem Kind reden. Kinder erlernen die Sprache nämlich über Hören und Sehen. Aber auch auf den Arm nehmen, streicheln, schmusen und Lieder vorsingen sind wichtige Meilensteine für die Wahrnehmungsentwicklung. Wichtig ist auch, dass schon Säuglinge mit unterschiedlichen Geräuschen in Berührung kommen. Sie brauchen Spielsachen, die sie anfassen und auch in den Mund stecken können. Alles wichtige Voraussetzungen, um ein mathematisches Verständnis aufzubauen.
Das Erlernen der Voraussetzungen sollte immer spielerisch erfolgen. Dazu bietet uns das alltägliche Leben unzählige Möglichkeiten.
Ich denke dabei z.B. an das Tischdecken. Lassen Sie auch Ihr dreijähriges Kind den Tisch zum Abendessen oder Mittagessen herrichten. So muss Ihr Kind zuerst die Anzahl der Personen bestimmen, die bei diesem Essen dabei sind, um jedem ein Messer, eine Gabel, einen Teller oder eine Tasse zuordnen zu können. Nachdem Ihr Kind die Anzahl der Personen bestimmt hat, soll es zunächst die Menge der Messer, Gabeln, Tassen oder Teller bilden, um anschließend jeder Person ein Element aus jeder der vorher gebildeten Mengen zuzuordnen. Sie sehen, so führt eine simple Tätigkeit wie Tischdecken dazu, dass Ihr Kind lernt ab zu zählen, Mengen zu bilden und sie zu zu ordnen – alles Grundlagen für die Mathematik. Auch bei einer größeren Familienfeier ist dies mögliche. Zumindest kann es die Anzahl der Personen bestimmen und sagen, wie viel Besteck und wie viel Geschirr benötigt werden.
Auch das Aus- bzw. Einräumen der Spülmaschine fördert wichtige Grundlagen. Beim Einräumen wird neben der Mengenbildung (alle Teller, alle Gläser, alle Bestecke gehören zusammen) auch die Raumorientierung angesprochen. Die Gläser, Tassen und Untertas-

sen gehören nach oben, große Teller, Bestecke nach unten (jeder hat hierbei natürlich sein eigenes System). Diese Raumorientierung wird auch beim Ausräumen des Geschirrs geübt. Die Teller kommen unten in den Schrank, die Tassen nach rechts oben, die Messer auf die rechte Seite im Besteckkasten, die Löffel links. Aber auch Fragen der Kinder nach der Lage eines bestimmten Gegenstandes, den sie suchen, können mit rechts, links, oben, unten oder neben beantwortet werden.
Die Küche bietet sehr viele Möglichkeiten, mathematische Grundlagen zu erlernen. Ich denke dabei an das Herrichten von Zutaten für Kuchen (Mengenvergleich: Welche Menge ist größer? Beziehung zu Gewichten: Welche Menge ist schwerer?) das Ausräumen der Einkaufstasche (Zuordnung zum Schrank oder Kühlschrank; Raumorientierung: oben rechts, unten links), das Zubereiten von Mittagessen (Zuordnung: wie viel Töpfe, Schüsseln werden benötigt?) oder an die Schulung der fünf Sinne (tasten, sehen, hören, schmecken, riechen). Ihnen werden mit Sicherheit noch viele andere Möglichkeiten einfallen.
Ebenso kann das Sammeln von Gegenständen den Kindern beim Entwickeln des Zahlbegriffs helfen. So werden Plüschtiere, Autos oder Steine immer wieder nachgezählt und geordnet. Briefmarken werden nach Ländern sortiert, sie müssen eingeordnet werden, die Anzahl wird immer wieder gezählt und sie werden genau betrachtet. Sind noch alle Zacken dran, was kann ich alles auf dem Bild erkennen?
Das Bauen mit Legosteinen oder Holzklötzen fordert die räumliche Orientierung, die motorische Geschicklichkeit und das logische Denken. Das Aufteilen von Bonbons an alle Geschwister oder anwesenden Freunde und Freundinnen, das Zerlegen einer Pizza in acht Stücke, das Zerschneiden eines Kuchens in gleich große Teile sind jeweils Handlungen, die zum einen den Kindern Spaß machen und zum anderen an die Division heranführen.
Nach Jean Piaget, der sich mit der Entwicklung der kindlichen Intelligenz beschäftigt hat, befindet sich ein Kindergartenkind in der präoperativen Periode. Dies bedeutet, dass sich das Kind in einer Übergangsphase befindet, nämlich in der Übergangsphase vom Intuitiven zum Logischen. Das präoperationale Kind denkt noch nicht logisch, d.h. Schlussfolgerungen sind noch symbolisch und beruhen mehr auf persönlichen Gefühlen und Eindrücken, als auf Logik.

Es ist auch das Alter, in dem der Kindergarten eine große Rolle spielt. Die Kinder lernen das Spielen mit anderen Kindern, lernen Rücksicht zu nehmen oder sich durchzusetzen. Eine besondere Bedeutung kommt in dem Alter der Entwicklung des Zahlbegriffs zu. Wird in dieser Zeit wenig bis kaum mit den Kindern gespielt, gesungen, getanzt, gebastelt oder gebaut, fehlen wichtige Voraussetzungen für das Rechnen. Anhand von Liedern (z.B. „Zehn kleine Negerlein"), Fingerspiele (z.B. „Das ist der Daumen"), Sprechverse oder Geschichten (Schneewittchen und die sieben Zwerge) können die Grundlagen spielerisch erlernt werden. Mit Rollenspielen lernt ein Kind nicht nur, sich in die Lage eines anderen Menschen (z.B. Mutter oder Vater) zu versetzen, sondern es muss zuerst einmal abklären, wie viel Kinder mitspielen, wie viel Rollen es zu verteilen gibt und kann jede Rolle einem Kind zugeordnet werden.
Würfelspiele, die das Zählen und die Mengenbildung (3 Punkte = 3) fördern, Perlen auf eine Schnur auffädeln (Motorik, zählen, Serien bilden), Naturmaterialien sammeln und daraus ein Bild erstellen, Lege- und Steckspiele, Konstruktionsspiele (Türme und anderes bauen) und auch Puzzles sind weitere Spiele, die für die Entwicklung des Zahlbegriffs wichtig sind.
Ich bemesse der Zeit im Kindergarten deshalb eine so große Bedeutung zu, da viele Eltern aus den unterschiedlichsten und teilweise auch verständlichen Gründen wenig Zeit haben, mit ihren Kindern intensiv zu spielen. Von daher hat der Kindergarten vermehrt die Aufgabe, dieses Defizit aufzuarbeiten. Dieses Spielen dient nicht nur der mathematischen sondern auch der sprachlichen Entwicklung. Es fördert das Sozialverhalten und vor allem stärkt es die Persönlichkeit des Kindes.
Der Kindergarten hat neben den Eltern auch die Aufgabe, die Kinder in ihrer Entwicklung zu unterstützen, ihnen zu helfen, den Übergang vom Intuitiven zum Logischen zu gehen.
Ich habe das Gefühl, dass zu meiner Zeit öfters mit den Kindern gespielt wurde als heute, dass wir Kinder damals häufiger außer Haus waren, um mit anderen Kindern auf der Straße zu spielen. Starker Fernsehkonsum und Computerspiele verhindern heute, dass die Kinder Bewegung, Spiel und Spaß mit Anderen haben. Diese Bewegungsarmut kann sich bei einigen Kindern ebenfalls auf die schulische Leistung, auf das Lernen, auf den Wahrnehmungsbereich und auch auf das Verstehen von Sachverhalten negativ auswirken.

Aus der Gehirnforschung weiß man mittlerweile, dass Kinder, die häufig fernsehen, in der Schule im Schnitt zwei Noten schlechter sind als Kinder, die gar nicht oder nur sehr wenig vor dem Fernseher sitzen. Außerdem hat man herausgefunden, dass, wenn ein Kind lernt und anschließend fernsieht, das Gelernte wieder weg ist. Es wird von den Fernsehbildern überlagert. Es ist fast genauso als hätte es gar nicht gelernt. Wenn man dann noch bedenkt, dass viele Kinder und Jugendliche pro Tag mehrere Stunden vor dem Fernseher sitzen oder sogar einen eigenen Fernseher in ihrem Zimmer haben (dies ist übrigens bei immer mehr Grundschülern der Fall) wundert es kaum noch, dass gerade diese Kinder es schwer in der Schule haben.

! **Der angeborene Zahlensinn kann von klein auf spielerisch unterstützt und trainiert werden. Hierbei spielt vor allem die Wahrnehmung als aktiver Prozess eine Rolle in der Entwicklung des Zahlbegriffs**.

Welche Voraussetzungen braucht ein Kind, um das Rechnen zu erlernen?

Wenn Kinder heute rechnen lernen, so erfolgt dies in vielen Einzelschritten. Dies zu verstehen ist für die Fehleranalyse, die im nächsten Kapitel beschrieben wird, sehr wichtig. Um eine genaue Fehleranalyse aufstellen zu können, müssen Sie wissen, wie unser Rechnen aufgebaut ist. Unser gesamtes Zahlensystem basiert auf den Ziffern 0 – 9. Aus diesen 10 Ziffern setzen sich unsere sämtlichen Zahlen zusammen. Deshalb spricht man hier auch vom 10er-System. Im Gegensatt dazu gibt es auch andere Zahlensysteme, wie z.B. das 2er-System, das aber nur die Ziffern 0 und 1 kennt. Verbunden mit den vier Grundrechenarten (plus, minus, mal, geteilt) können wir mit den 10 Ziffern alles berechnen, sie sind also die Grundlagen unserer Mathematik.

Um damit aber auch wirklich rechnen zu können, sind einige Voraussetzungen sehr wichtig. So sollte das Kind nicht nur vorwärts und rückwärts zählen können sondern auch in der Lage sein, die Elemente einer Menge abzuzählen, indem es mit einem Finger auf das Element zeigt und die entsprechende Zahl dazu sagt (Eins-zu-Eins-Zuordnung). Kleinere Mengen bis zu 4 Elementen müssten auf einen Blick erfasst werden können. Größere Mengen mit z.B. 7,8,9 und mehr Elementen müssen in Teilmengen mit bis zu 4 Elementen zerlegt werden können. Die Anzahl der Elemente einer größeren Menge, z.B. mit 30, 70 oder noch mehr Elementen, sollte annähernd geschätzt werden können. Zahlen über das Hören und Sehen miteinander vergleichen und feststellen können, welche größer und welche kleiner ist, ist eine ebenso wichtige Voraussetzung für das Erlernen des Rechnens wie das Einordnen einer Zahl auf dem Zahlenstrahl. Das Stellenwertsystem sollte verstanden sein, d.h. das Kind sollte wissen, das die Zahl 35 aus 3 Zehnern und 5 Einern besteht. Außerdem sollte klar sein, dass die Zahl 5 eine Menge aus fünf Elementen darstellt: 5 Häuser, 5 Kinder, 5 Autos, 5 Puppen oder 5 Punkte auf einem Würfel. Das Erkennen, Sortieren, Vergleichen, Beschreiben und Unterscheiden von Gegenständen ist ebenso wichtig, wie eine gewisse Sicherheit in der räumlichen Wahrnehmung (links-rechts, oben-unten, vorne-hinten, usw.).

Um rechnen zu können brauchen Kinder hauptsächlich folgende Eigenschaften:

- Sie sollten vorwärts und rückwärts zählen können
- Sie sollten abzählen können, d.h. sei sollten einer Zahl genau ein Objekt zuordnen können.
- Sie sollten kleinere Mengen auf einen Blick erfassen und bilden können. (z.B. Würfel oder gelegte kleine Mengen mit Stiften, Perlen, etc.)
- Sie sollten Mengen miteinander vergleichen können (größer, kleiner, gleich, dicker, dünner)
- Sie sollten unser Zehnersystem (dekadisches System) verstanden haben
- Sie sollten Gegenstände erkennen, sortieren, vergleichen, beschreiben und unterscheiden können
- Sie sollten (geometrische) Folgen und Muster erkennen und fortsetzen können
- Sie sollten zeitliche Reihenfolgen erkennen und aufbauen können (z.B. Bildergeschichten)
- Sie sollten eine gewisse Sicherheit im visuellen Wahrnehmen und Speichern haben
- Sie sollten eine gewisse Sicherheit in der räumlichen Wahrnehmung haben (links – rechts, oben – unten, vorne – hinten etc.
- Sie sollten größere Mengen abschätzen können

Die oben angeführten Eigenschaften sind auch für das Arbeiten mit Materialien wichtig!

Viele dieser Voraussetzungen werden in der vorschulischen Zeit erlernt und zwar mit Hilfe der Sinneswahrnehmungen. Die Grundschullehrer sind auf Grund großer Klassen, immer mehr verhaltensauffälliger Schüler und eine große Spannbreite von Förderschulkindern bis zu Hochbegabten, nicht in der Lage, Defizite in diesen Bereichen aufzuarbeiten. Die Folge ist häufig, dass solche Kinder kein Zahlverständnis aufbauen können. Damit sind sie auch nicht in der Lage, die Voraussetzungen, die in der Schule für das Beherrschen des Rechnens erlernt werden, zu verstehen. Das Zehnersys-

tem, das Einordnen einer Zahl auf dem Zahlenstrahl, das Vergleichen von Zahlen, bleiben vielen dieser Kinder unverständlich. Damit sind sie auch nicht in der Lage, das Rechnen zu verstehen. Viele dieser Kinder rechnen in der zweiten, dritten, vierten, sogar in der fünften Klasse noch bei Addition und Subtraktion mit den Fingern. Das heißt, sie rechnen nicht, sondern zählen unter Zuhilfenahme der Finger und teilweise sogar der Zehen oder anderen Hilfsmitteln. Sie zählen im Kopf, weil sie Ärger bekommen, wenn sie sichtbar die Finger nehmen. Mit diesem System haben sie im Mathematikunterricht und bei Mathematikarbeiten irgendwann keine Chance mehr, fertig zu werden. Sie können die Aufgaben nicht schnell genug lösen und sind bei verschiedenen Rechenspielen, die im Unterricht häufig gespielt werden, fast immer bei den Letzten. Ihre Mathematikarbeiten sind häufig dadurch gekennzeichnet, dass sie die erste Hälfte der Aufgaben gelöst, aber es zeitlich nicht mehr geschafft haben, sich den anderen Aufgaben zu widmen. Teilweise verstehen sie die Aufgaben überhaupt nicht und fangen an zu raten oder sie auf abenteuerliche Weise zu berechnen.
Sie fühlen sich dumm, was wiederum zur Folge haben kann, dass sie für das Rechnen nun gar nicht mehr offen sind und dass sie Angst vor allem haben, was mit Mathematik zu tun hat.
Der Mathematikunterricht in der Schule beginnt in der ersten Klasse neben dem Mengenbegriff mit der Zahlzerlegung der Zahlen von 1 bis 10. Diese Zahlzerlegung muss verstanden sein, um die nächste Stufe, das Addieren und Subtrahieren im Zahlenraum bis 10 zu verstehen. Anschließend wird der Zahlenraum bis 20 erschlossen (bis Ende Klasse 1). Ende Klasse zwei sollte sich ein Kind in dem Zahlenraum bis 100 gut bewegen können, Ende Klasse drei bis 1000, Ende Klasse vier bis 1 Million.

! **Das Rechnen erlernt man in vielen Einzelschritten. Dafür müssen aber gewisse Grundvoraussetzungen gegeben sein**

Wo liegt das Problem beim einzelnen Kind?

Damit Sie mit Ihrem Kind gezielt an seiner Rechenschwäche arbeiten können, müssen Sie vorher eine Fehleranalyse durchführen. Nur wenn Sie genau wissen, wo die Probleme Ihres Kindes liegen, können Sie konkret helfen. Diese Fehleranalyse wird in vielen Nachhilfeinstituten, die zur Zeit sehr stark boomen, leider nicht durchgeführt. Kommt ein Kind mit einer schlechten Note in Mathematik in ein Nachhilfeinstitut, wird in der Regel nicht untersucht, woher diese Probleme kommen. Es wird mehr oder weniger an ihnen „herumgedoktert". Hat es Schwierigkeiten beim Addieren und/oder Subtrahieren, bekommt es Aufgaben gestellt, damit es über das Üben diese Rechenarten „versteht". Dasselbe beim Multiplizieren bzw. Dividieren. Hat das Kind ein falsches Ergebnis, wird kaum danach gefragt, wie dieses Ergebnis zustande gekommen ist. Im Gegenteil. Das Kind bekommt erklärt, wie es rechnen muss und wird mit weiteren Übungsaufgaben überhäuft. Rechnet es zu langsam, wird nicht hinterfragt, warum es so viel Zeit benötigt, sondern das Kind wird aufgefordert, nicht so viel zu träumen oder nicht mit den anderen aus der Gruppe zu reden. Es wird angehalten, schneller zu rechnen, damit es recht viele Übungsaufgaben schafft. Ob das Kind bei der Addition oder Subtraktion mit den Fingern rechnet oder ob es bei der Multiplikation die einzelnen Reihen in Gedanken aufsagt, um das Ergebnis zu bekommen, wird von den Lehrern in vielen Nachhilfeinstituten nicht hinterfragt. Bemerken sie es, sagen sie dem Kind, dass es das Fingerrechnen bleiben lassen soll, dass es das kleine Einmaleins auswendig lernen soll, ohne ihm jedoch zu erklären, **wie** es das schaffen soll. Da in diesen Instituten überwiegend ein Arbeiten in Gruppen stattfindet, kann der Lehrer sich nicht so intensiv mit einem Kind beschäftigen, wie z.B. im Einzelunterricht bzw. in Einzeltherapie. Er hat auch noch andere Kinder, die seine Aufmerksamkeit fordern.
Aus diesem Grund sollte ein solides Nachhilfeinstitut wissen, wo seine Grenzen sind. Ein Lehrer in einem Nachhilfeinstitut sollte in der Lage sein zu erkennen, ob einem Kind, das mit Schwierigkeiten im Rechnen zu ihm gekommen ist, wirklich geholfen werden kann oder ob die Rechenschwäche schon so stark fortgeschritten ist, dass sie durch reine Nachhilfe nicht mehr beseitigt werden kann. In diesem Fall sollte man unbedingt den Eltern und dem Kind von weiterer Nachhilfe abraten und ihnen nahe legen, ein Institut aufzusuchen, das gezielt in Einzeltherapie an dieser Rechenschwä-

che arbeitet. Dass es auch solche Institute gibt, habe ich erfahren, als zu mir Eltern mit ihrem Kind kamen, die von einem Nachhilfeinstitut geschickt wurden. Dort hatte man festgestellt, dass sie diesem Kind nicht weiterhelfen konnten, dass eine normale Nachhilfe in diesem Fall keine Erfolgsaussichten hat.

An dieser Stelle möchte ich aber auch klar sagen, dass ich nicht gegen Nachhilfe und Nachhilfeinstitute bin. Nachhilfe ist dann sehr erfolgversprechend, wenn es bisher keine großen Probleme in der Mathematik gab und nur einzelne Teile nicht verstanden wurden. Hier liegt keine Rechenschwäche in Form von Dyskalkulie vor, sondern ein momentanes Problem, bezogen auf ein bestimmtes Gebiet. In so einem Fall kann durch eine gute und gezielte Nachhilfe dem Kind sehr wohl geholfen werden. Es geht um die Fälle, bei denen trotz Nachhilfe, sei es zu Hause oder in einem Institut, keine Verbesserung eingetreten ist.

Was nützt es mir, wenn mir bekannt ist, dass das rechnerische Denken schwach ausgeprägt ist? Dies wissen die Eltern bereits selbst, sie bekommen es ja durch die Noten mitgeteilt. Von daher ist es viel wichtiger zu wissen, wo genau die Probleme eigentlich liegen. Hat das Kind Schwierigkeiten in der Wahrnehmung? Wie sieht die optische und akustische Differenzierung aus und vor allem: Welche mathematischen Grundvoraussetzungen fehlen?

Für mich als Therapeut ist eine individuelle Fehleranalyse unabdingbar. Ohne ein qualitativ gutes Fehlerprofil kann ich keine Therapie machen.

Individuelle Fehleranalyse bedeutet, heraus zu finden, wo konkret die mathematischen Probleme des Kindes liegen. Kinder mit einer Rechenschwäche haben sich ein eigenes mathematisches System aufgebaut und für mich als Therapeut gilt es nun, dieses System zu erkennen und zu verstehen. Ich muss herausfinden, wie dieses System funktioniert, d.h. wie rechnet das Kind, wie kommt es zu seinem Ergebnis. Für so eine detaillierte Analyse ist die Auswertung der Fehler bei den Klassenarbeiten nicht sehr ergiebig. Ich kann lediglich erkennen, in welchem mathematischen Bereich Fehler gemacht wurden. Die Klassenarbeit selbst gibt mir aber keine Auskunft darüber, warum diese Fehler gemacht wurden. Unberücksichtig bleibt dabei auch die Frage, ob das Kind die „Stresssituation Klassenarbeit" bewältigen kann, oder ob z.B. die Angst wieder zu versagen, die Ursache von Fehlern ist.

Von daher kann eine genaue Fehleranalyse nur im intensiven Gespräch mit dem rechenschwachen Kind und seinen Eltern durchgeführt werden. Wie kommt es in der Schule zurecht, wie ist das Verhältnis zu den Klassenkameraden, hat es Freunde in der Schule und in seiner Freizeit, wie ist die familiäre Situation, wie lernt es, wie ist das Freizeitverhalten oder auch wie stark ist die Angst vor dem Rechnen?

Am wichtigsten ist aber die Frage nach dem eigenen mathematischen System des Kindes. Kann es vorwärts und rückwärts zählen weiß es, dass die Zahl 3 eine Menge darstellt oder kann es die Zahl 5 zerlegen? Gibt es bei diesen Fragen schon Schwierigkeiten, muss ich bei meiner therapeutischen Arbeit ganz unten anfangen, egal in welcher Klasse das Kind sich gerade befindet. In diesem Fall hat es kein Zahlenverständnis aufgebaut und es macht nun keinen Sinn, mit dem Addieren anzufangen, wenn das Kind die Reihenfolge der Zahlen nicht kennt oder die Zahlzerlegung nicht verinnerlicht hat.

Wenn Sie also eine Fehleranalyse durchführen, sollten Sie zuerst überprüfen, welche Voraussetzungen fehlen.

Beginnen Sie mit der Reihenfolge der Zahlen. Lassen Sie das Kind vorwärts zählen, z.B. von 25 bis 48. Wichtig ist, nicht bei 1 zu beginnen, denn das können fast alle Kinder. Wenn es aber über 20 hinausgeht, sind manche Kinder nicht mehr in der Lage, weiter zu zählen. Dasselbe gilt für das Rückwärtszählen. Lassen Sie deshalb Ihr Kind von 73 bis 58 zählen. Das Zählen gilt als gekonnt, wenn Ihr Kind ohne Schwierigkeiten vorwärts und/oder rückwärts zählt.

Als nächstes wird die Eins-zu-Eins-Zuordnung überprüft. Legen Sie dazu eine Menge mit mehreren Elementen kreuz und quer auf den Tisch. Fangen Sie mit einer kleinen Menge an, z.B. mit 9 Elementen und lassen Sie anschließend noch zwei weitere Mengen (z.B. 14 und 19) abzählen, indem das Kind mit einem Finger auf ein Element zeigt und laut „eins" sagt, auf das zweite Element zeigt und „zwei" sagt, usw. Wichtig hierbei ist, dass das Zeigen auf das Element und das Sprechen der Zahl gleichzeitig stattfindet. Sie können dies auch mit schwarzen Punkten machen. Dazu malen Sie auf ein DIN A 4 Blatt 10 schwarze Punkte, auf ein weiteres 14 Punkte und auf ein drittes 19 Punkte. Diese müssen in jeweils unterschiedlicher Anordnung aufgezeichnet werden.

z.B.

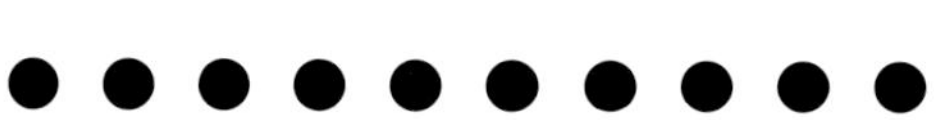

oder

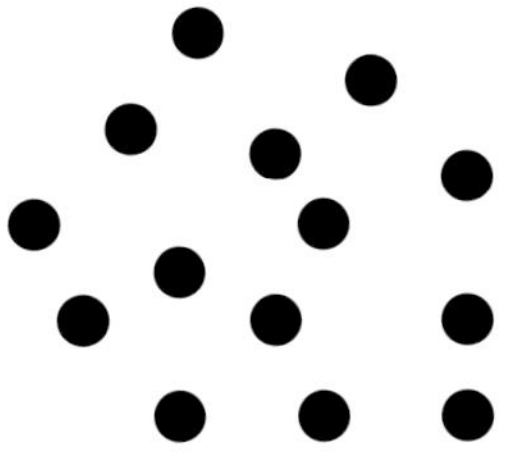

Danach diktieren Sie ein paar Zahlen, aus dem bekannten Zahlenbereich und Ihr Kind schreibt sie auf.
Anschließend schreiben Sie Zahlen auf und das Kind muss sie laut vorlesen.
Um zu überprüfen, ob die Zahlen eingeordnet werden können, malen Sie einen Zahlenstrahl auf, der von 0 bis 100 geht und zwar auf ein DIN A 4 Blatt im Querformat:

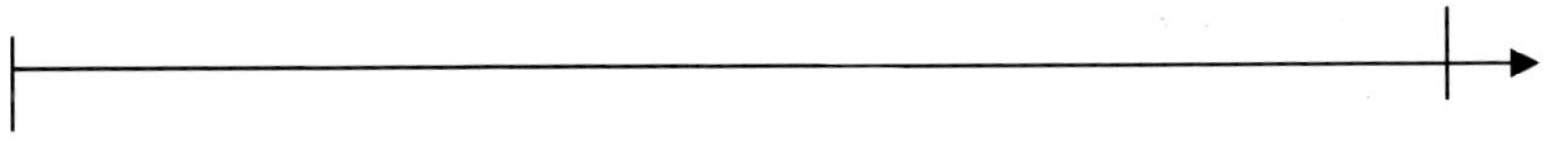

Sie legen dem Kind nacheinander die Zahlen 5, 32, 86 und 48 vor (oder sie sagen die Zahlen nur) und das Kind zeigt nun mit seinem Finger auf die ungefähre Stelle auf dem Zahlenstrahl.
Lassen Sie sich jedes Mal erklären, warum die Zahl an dieser Stelle liegt, auch wenn die Zahl falsch gezeigt wurde.
Im nächsten Schritt überprüfen Sie, ob das Kind zwei Zahlen miteinander vergleichen kann. Dazu sagen Sie die zwei Zahlen 49 und 61 und lassen sich erklären, warum 49 kleiner ist, als 61. Machen Sie dies mit drei weiteren Zahlenpaaren. Das Kind kann Zahlen vergleichen, wenn es alle Vergleiche richtig hat und erklären kann, warum die eine Zahle kleiner, bzw. größer ist, als die andere.
Ob das Kind Mengen abschätzen kann, können Sie anhand zweier Mengen abklären. Dazu erstellen Sie am Computer eine ordentlich angeordnete Menge mit 56 gleichen Elementen (z.B. Bälle, oder ein anderes Bild) und eine mit 85 gleichen Elementen. Sie zeigen das

jeweilige Blatt dem Kind fünf Sekunden lang. Danach soll Ihr Kind schätzen, wie viele Bälle, Kugeln oder das was Sie verwendet haben, auf den jeweiligen Bildern zu sehen sind. Nehmen Sie bitte für die zwei Bilder unterschiedliche Gegenstände. Liegt die Schätzung des Kindes bei der ersten Menge (56 Element) zwischen 30 und 80 und bei der zweiten Menge (85 Elemente) zwischen 50 und 120, so liegt das im akzeptablen Bereich. Liegen die Antworten außerhalb dieser Bereiche, so können Mengen noch nicht gut abgeschätzt werden.
Im nächsten Schritt legen Sie eine Menge von 7 Elementen vor, die folgendermaßen angeordnet sein könnten:

☆ ☆ ☆
☆ ☆ ☆
☆

Das Kind soll nun – ohne zu zählen – sofort sagen, wie viele Elemente es sind. Lassen Sie keine Zeit zum Überlegen. Lassen Sie sich die Antwort unbedingt erklären. Beherrscht es die Zerlegung einer Menge in kleinere Teilmengen, wird es vielleicht sagen „Da sind zwei, da sind zwei, da sind drei" oder es teilt die Menge auf in vier und drei oder in zwei, eins, zwei, zwei.
Das letzte, was überprüft wird, ist, wie das Kind rechnet. Dazu stellen Sie die Aufgabe „3 + 4". Kinder, die keine Probleme beim Rechnen haben, sagen sofort 7. Diese Kinder werden aber auch bei den anderen Überprüfungsaufgaben sofort das Ergebnis wissen oder genau erklären, wie sie gerechnet haben. Kinder mit Problemen im Rechnen werden teilweise bei der oben gestellten Aufgabe etwas Zeit benötigen, um auf das Ergebnis zu kommen. Dies ist ein starker Hinweis darauf, dass die Aufgabe ausgezählt wird. Stellen Sie weitere Aufgaben im Zahlenraum bis 10, und lassen Sie sich jedes Mal erklären, wie das Ergebnis zustande gekommen ist.
Fangen Sie mit Additionsaufgaben an und fahren Sie mit Subtraktionsaufgaben wie „9 – 5" fort. Wird der Zahlenraum bis 10 sowohl bei plus als auch bei minus ohne Schwierigkeiten bewältigt, stellen Sie als nächstes eine Aufgabe, mit der der Zehner überschritten wird. Zeigt es sich aber, dass es schon im Zahlenraum bis 10 Schwierigkeiten gibt, können Sie die Überprüfung beenden. Dies bedeutet nämlich, dass die Zahlzerlegung überhaupt nicht verinnerlicht ist. Für ein Training bedeutet dies, dass mit der Zahlzerlegung begonnen werden muss, egal in welcher Klasse sich das Kind

befindet. So habe ich mit einem Schüler aus einer 4. Klasse genauso mit der Zahlzerlegung begonnen, wie mit einem aus der 7. Klasse oder sogar mit einem 18jährigen Schüler.
Wird der Zahlenraum bis 10 beherrscht und die Schwierigkeiten treten erst mit dem Zehnerübergang auf, ist es auch sehr sinnvoll, noch einmal auf die Zahlzerlegung zurück zu greifen. Das Kind kann zwar die Zerlegung, ist aber nicht in der Lage, sie auch für den Zehnerübergang anzuwenden. In der Regel ist es aber so, dass die meisten rechenschwachen Kinder schon Probleme im Zahlenraum bis 10 haben. Ihr Rechnen funktioniert nur wenn sie weiter zählen.
Gehen Sie bei Ihrer Analyse so weit, bis Sie feststellen, an welchem Punkt das Kind Probleme hat. Dann wissen Sie, wo Sie ansetzen müssen. Anhand des aufgeführten Trainingsprogramms können Sie nun gezielt mit dem Kind arbeiten.
Sowohl bei der Fehleranalyse, als auch nachher bei der konkreten Arbeit sollten Sie sich von folgendem Satz leiten lassen:

Die Antwort und die Erklärung meines Kindes sind in den Augen meines Kindes richtig!

Akzeptieren Sie die für Ihr Kind richtige Antwort! Verbessern Sie das Ergebnis nicht, sondern fragen Sie, wie Ihr Kind zu dem Ergebnis kommt. Lassen Sie es sich genau erklären. Nur so können Sie verstehen, wie Ihr Kind rechnet und ihm dann konkret helfen. Für Sie gilt es nun, das von Ihrem Kind selbst aufgebaute mathematische System in Zusammenarbeit mit Ihrem Kind zu verändern. Dabei muss Ihr Kind einsehen, dass es mit dem anderen System besser beim Rechnen zurechtkommt, als mit seinem bisherigen. Diese Einsicht bekommt Ihr Kind nicht, wenn Sie ihm das nur sagen. Ihr Kind muss die Vorteile erkennen, es muss merken: mein altes Schema hindert mich mehr, als dass es mir hilft.
Bedenken Sie dabei, dass es lange dauern kann, bis Ihr Kind diese Einsicht bekommt. Ich möchte in diesem Zusammenhang noch einmal auf Max verweisen, bei dem es ein ¾ Jahr gedauert hat, bis er das Rechnen mit den Fingern aufgegeben hat. Sie und Ihr Kind benötigen einen langen Atem und viel Geduld, um die durch eine Fehleranalyse herausgefundene Problematik zu verändern.

! **Mit Hilfe einer individuellen Fehleranalyse findet man heraus, mit welchem eigenen mathematischen System das Kind rechnet und wo man ansetzen muss.**

Auswahl von Anschauungsmaterial

Kinder sind eher in der Lage etwas zu verstehen, zu lernen, wenn sie sich die Lösungen selbst erarbeiten können. Man weiß inzwischen, dass Kinder viel besser lernen und verstehen, wenn sie während des Lernprozesses eine Eigenaktivität entwickeln können. Diese Eigenaktivität beinhaltet ein aktives Tun und das Sammeln von eigenen Erfahrungen. Wenn dann der Lehrer oder die Eltern noch als Berater und nicht als jemand, der alles besser weiß, agieren, hat das Kind oder der Schüler gute Voraussetzungen, den jeweiligen Lernprozess erfolgreich abzuschließen.
Was bedeutet dies jetzt für den Umgang mit Zahlen, für das Erlernen des Rechnens? Wie kann so eine Eigenaktivität aussehen?
Zuerst gilt es, diese Eigenaktivität in Ihrem Kind zu wecken. Der Wunsch nach eigener Aktivität, selbst etwas zu tun, ist grundsätzlich in jedem Menschen enthalten. Im Rechnen kann ich diesen Wunsch wachrütteln, indem ich mich mit meinem Kind auf die handelnde Ebene begebe. Egal, in welchem Schuljahr sich Ihr Kind befinden sollte, verlassen Sie bei Rechenstörungen die abstrakte Ebene, also das Rechnen im Kopf. Ihr Kind ist in diesem Fall noch nicht in der Lage, abstrakt zu rechnen, es hat die Mathematik noch nicht begriffen. Es braucht unbedingt die handelnde Ebene, das Rechnen muss für Ihr Kind be- greifbar werden. Dies geschieht am Besten, indem Sie Ihrem Kind konkretes Material in die Hand geben (handelnde Ebene), so kann es das Rechnen besser „be-greifen".
Nun gibt es nicht nur die unterschiedlichsten Materialien auf dem Markt, sondern es stellt sich auch die Frage, wie arbeite ich damit? Oder welches Material ist überhaupt das geeignetste für mein Kind?
Wichtig sollte sein, ob Ihr Kind das Anschauungsmaterial überhaupt mag. Findet es einen Zugang dazu, oder lehnt es dieses Unterstützungsmittel ab? Bei einer Ablehnung durch Ihr Kind sollten Sie das Material nicht verwenden. Ein weiteres wichtiges Kriterium ist, ob das Material die Ablösung vom zählenden Rechnen unterstützt. Viele Kinder kommen in die Schule und können schon zählen. Dieses Zählen-Können ist auch eine wichtige Voraussetzung für das Erlernen der Mathematik. Da aber einige Schüler sich von diesem Zählen nicht lösen können, ist es wichtig, dass das Anschauungsmaterial ein zählendes Rechnen nicht zulässt. Ansonsten kann es für Ihr Kind sehr schwer oder sogar unmöglich werden, Rechenaufgaben zu lösen, ohne zu zählen. Mit dieser Strategie wird es aber früher oder später im Mathematikunterricht scheitern.

An dieser Stelle möchte ich noch einmal darauf hinweisen, dass es mir hierbei nur um Kinder geht, die große Problem im Rechnen haben, die das Rechnen an sich nicht verstanden haben. Die meisten Kinder haben keine Probleme, den Übergang vom zählenden zum nichtzählenden Rechnen zu schaffen.
Das Material sollte aber auch über einen längeren Zeitraum verwendet werden können. Es hat in meinen Augen wenig Sinn, Material nur für die Addition und Subtraktion zu kaufen, wenn man schon weiß, dass es für die Multiplikation bzw. Division nicht benützt werden kann. Da Material nicht billig ist, sollte damit immer über einen längeren Zeitraum gearbeitet werden können. Sie sollten damit zumindest die vier Grundrechenarten erarbeiten können. Damit können Sie es zumindest ca. zwei Jahre lang benützen.
Natürlich sind auch die Fragen wichtig, ob Ihr Kind mit dem Material leicht umgehen kann, ob es das Material auch versteht und wie haltbar es ist. Es nützt sehr wenig, wenn es schon nach einer relativ kurzen Zeit so verschlissen ist, dass Sie es neu kaufen müssen. Aber auch die Frage der Umweltverträglichkeit kann eine Rolle spielen, z.B. ob es aus Naturprodukten hergestellt ist.
Im Folgenden möchte ich Ihnen Materialien vorstellen, mit denen Ihr Kind mit Ihrer Unterstützung an den Voraussetzungen arbeiten und das Rechnen erlernen kann. Diese Materialien sind in der praktischen Arbeit erprobt und bewährt. Sie werden auch alle in meinem Institut „SchulLeBen – Zentrum für Legasthenie und Dyskalkulie" mit großem Erfolg eingesetzt.
Für das Erarbeiten fehlender Voraussetzungen möchte ich Ihnen ein Rechenbrett und die Hundertertafel vorstellen. Für das Erlernen des Rechnens zeige ich Ihnen die Cuisenaire- oder Rechenstäbe. Diese sind ein Material, bei dem die Kinder nicht zählen können, sondern wirklich begreifen und rechnen müssen. Dieses „Nicht-Zählen-Können" ist neben der Haltbarkeit des Materials und den für Kinder ansprechenden Farben ein wichtiges Kriterium für die Anwendung. Außerdem kann an Hand der Rechenstäbe der gesamte Zahlenraum bis 100 in allen vier Grundrechenarten (plus, minus, mal, geteilt) erarbeitet werden, so dass eigentlich kein weiteres Material für das Erlernen des Rechnens notwendig ist.

! **Kinder benötigen konkretes Material, mit dem sie auf der handelnden Ebene eigenaktiv arbeiten können**

Das Rechenbrett: Voraussetzungen schaffen

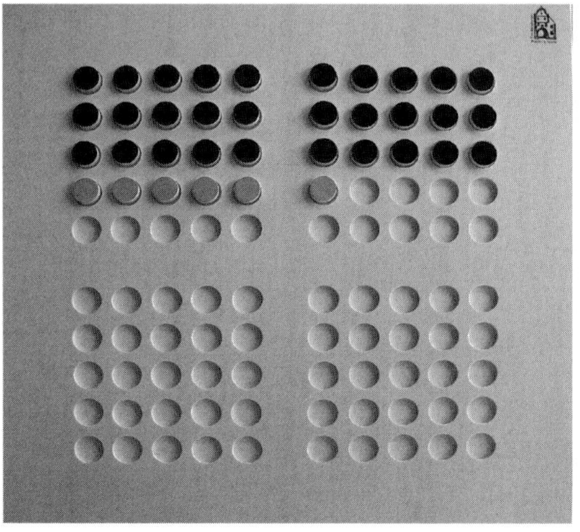

Das Rechenbrett ist ein sehr gutes Material, wenn man die Voraussetzungen, die ein Kind benötigt, um das Rechnen zu erlernen, mit dem Kind erarbeiten und ihm begreifbar machen will.
Das Rechenbrett ist so aufgebaut, dass es vier 5er-Quadrate hat, die jeweils durch eine kleine Lücke von den anderen Quadraten abgetrennt sind.

Auf Grund dieser Einteilung ist die 5 als Einheit vorgegeben und wird dadurch vom Kind gut erkannt. Zum Rechenbrett gibt es noch ein Zehner- und ein Zwanzigerbrett, auch in 5er aufgeteilt, so dass man zuerst bei den kleinen Zahlen anfangen kann, bevor man das 100er Brett benutzt. Die dazu gehörigen runden Steine sind auf der einen Seite blau und auf der anderen rot.
Bei meinen Vorträgen und Workshops werde ich, wenn ich das Arbeiten mit dem Rechenbrett vorstelle, immer wieder gefragt, ob es nicht auch Sinn mache, das Rechnen damit zu erlernen. Für Kinder, die keine Probleme mit Rechnen haben, ist dies sicherlich eine von vielen Möglichkeiten. Kindern mit großen Rechenproblemen aber, die noch im zählenden Rechnen verwurzelt sind, hilft dieses Rechenbrett nicht beim Erlernen des Rechnens. Im Gegenteil: so wird das zählende Rechnen noch mehr verstärkt, da die Steine natürlich einzeln abgezählt werden können. Aber genau dies will ich nicht. Für das Erlernen des Rechnens benötige ich in diesem Fall ein Material, bei dem das Kind nicht zählen kann.
Es ist jedoch ein sehr gut geeignetes Material für die Erarbeitung des Mengenbegriffs. So können Sie mit Ihrem Kind das schnelle Erfassen kleinerer Mengen bis zu vier Elementen erarbeiten. Fangen Sie dazu mit einer Menge von 2 Elementen an. Legen Sie dazu die 2 Elemente in einer unterschiedlichen Anordnung in die verschiedenen 5er-Quadrate. Wenn Sie feststellen, dass die 2er-Menge sofort erkannt wird, gehen Sie zu 3-er und dann zu 4er-Mengen über. Ihr

Kind sollte in der Lage sein, diese kleinen Mengen sofort zu erkennen, ohne zählen zu müssen. Dies können Sie überprüfen, indem Sie in das erste 5er-Quadrat 12 Steine legen. Ihr Kind soll nun 2 oder 3 oder 4 Elemente zeigen und anschließend die Steine umdrehen, so dass diese Mengen auch farbig dargestellt werden. Wichtig ist, dass Sie zuerst nur 2er, 3er oder 4er Mengen legen und legen lassen, damit Ihr Kind sich das Bild dieser Mengen einprägen kann. Erst dann lassen Sie aus einer größeren Menge eine dieser kleineren Mengen herausarbeiten. Wenn dies gekonnt wird, können Sie dazu übergehen, eine größere Menge, von 5 an aufwärts, in verschiedene Teilmengen zerlegen zu lassen.

Jetzt dürfte es Ihrem Kind auch leichter fallen, zwei Mengen miteinander zu vergleichen. Dazu legen Sie zuerst in zwei 5er Quadrate jeweils eine Menge. Die Anzahl der Elemente in beiden Quadraten sollte unterschiedlich sein. Ihr Kind soll nun herausfinden, welche Menge größer, bzw. kleiner ist. Zuerst durch Schätzen, wobei es eine Anzahl sagen sollte und dann durch Zerlegen in Teilmengen, nicht aber durch Abzählen. Dies kann erweitet werden, indem man nun 3 oder alle 4 Quadrate mit unterschiedlichen oder gleichen Elementen nimmt.

Sie können auch auf das ganze Rechenbrett verteilt Steine legen und Ihr Kind soll schätzen, wie viele es sind. Dazu lassen Sie das Kind fünf Sekunden lang auf das Rechenbrett mit den gelegten Steinen sehen. Anschließend soll es sagen, wie viele Steine es gesehen hat.

Das Rechenbrett können Sie auch dazu benutzen, um mit dem Kind das Abzählen zu üben. Dazu legen Sie jeweils eine unterschiedliche Anzahl von Steinen auf das große Rechenbrett und Ihr Kind soll die Steine nun einzeln abzählen, indem es auf den ersten Stein zeigt und gleichzeitig dazu „eins" sagt. Es zeigt auf den zweiten und sagt „zwei", usw. Wichtig hierbei ist, dass das Zeigen auf einen Stein und das Sprechen der dazugehörigen Zahl synchron verläuft. Ihr Kind kann dazu auch den Stein umdrehen. So sieht es, welchen Stein es schon gezählt hat. Dadurch verliert es nicht den Überblick und kann sich somit ein Abzählsystem aufbauen. Später sollte das Abzählen aber ohne Umdrehen der Steine erfolgen. Damit lässt sich das Vorwärts- und Rückwärtszählen gut einüben.

Somit ist man auch schon im Bereich des Zehnersystems. Ihr Kind sieht recht gut, dass mit 10 eine Reihe voll ist und der nächste Zehner in der nächsten Reihe anfängt. So schaffen Sie die Grundlagen für das Verständnis des Zehnersystems, ohne schon mit

konkreten Zahlen arbeiten zu müssen. Später, wenn das Kind mit der Hundertertafel den Aufbau des Zehnersystems verstanden hat, können Sie das Rechenbrett noch einmal zur Kontrolle einsetzen. Das Zehnersystem wird dann wirklich beherrscht, wenn das Kind auch damit arbeiten kann, ohne konkrete Zahlen zu haben.
Hierbei lernt das Kind zu erkennen, welche Zahl gelegt ist. Auf Grund der 5er-Quadrate erkennt das Kind sofort die Anzahl der Zehner und Einer. Es kann sagen, aus wie vielen Zehnern und Einern die gelegte Zahl besteht. Wenn Sie einen Stein beliebig auf das Brett legen, so dürfte es nun nicht mehr schwer fallen, zu sagen, welcher Zahl dieser Platz entspricht.
Wenn Sie hier nun mit konkreten Zahlen arbeiten, versuchen Sie auch immer einen Bezug zum Leben des Kindes herzustellen. Wenn Sie einen Stein auf die Stelle für die Zahl 8 legen, lassen Sie sich auch erklären, was „8" bedeutet, z.B. 8 Jahre, der 8. Tag im Monat Mai (8.Mai), 8 Kinder, 8 Uhr. Kann Ihr Kind das, wäre es nun möglich, die Hundertertafel einzusetzen.
Mit dem Rechenbrett ist es auch möglich, geometrische Formen zu legen und mit dem Kind zu erarbeiten. Dreiecke, Quadrate, Rechtecke, allgemeine Vierecke, Vielecke und mehr lassen sich sehr gut darstellen und als Bild einprägen. Wichtig ist natürlich, dass Sie sich an dem Schulstoff orientieren und nicht geometrische Formen nehmen, die Ihr Kind noch gar nicht kennt.
Über die Wichtigkeit des Wahrnehmungsbereichs habe ich bereits geschrieben. Dieses Material bietet auch die Möglichkeit, in der räumlichen Wahrnehmung zu arbeiten. Dazu legen Sie beispielsweise in das erste Quadrat ein beliebiges Muster. Nun soll im zweiten Quadrat das gleiche Muster nachgelegt werden. Eine Erschwernis ist es, wenn Ihr Kind dieses Muster auch in das dritte und vierte Quadrat legen soll.
Noch eine Schwierigkeitsstufe höher ist es, das Muster spiegelverkehrt zu legen. Dazu benützen sie die freie Rille zwischen den einzelnen Quadraten als Spiegelachse. Ihr Kind soll nun das von Ihnen oder von ihm selbst vorgelegte Muster gespiegelt in das Quadrat daneben oder/und in das Quadrat darunter legen.
Legen Sie ein Muster und Ihr Kind soll erzählen, was es sieht, es soll das Muster beschreiben.
Falls Sie mit dem Rechenbrett arbeiten wollen, werden Sie bestimmt noch mehr zusätzliche Einsatzmöglichkeiten finden.
Das Rechenbrett bietet sich auch für eine Überprüfung von Ergebnissen von Multiplikationsaufgaben an. Dazu benützen Sie die

zwei dem Rechenbrett beigelegten Holzstäbe. Einen Stab legen Sie waagrecht auf das Rechenbrett, den anderen senkrecht. Diese beiden Stäbe kreuzen sich an einer Stelle und erzeugen so vier Rechtecke. Jedes Rechteck ergibt eine Multiplikationsaufgabe. Legen Sie z.B. den einen Stab unter die 3. Reihe und den zweiten Stab neben der 7. Spalte, entstehen vier Multiplikationsaufgaben (7 • 3, 3 • 3, 7 • 7, 3 • 7). Wenn diese Aufgaben gerechnet und die vier Ergebnisse addiert sind, muss das Ergebnis 100 sein (21 + 9 + 49 + 21 = 100). So hat man eine gute Eigenkontrolle.

Ich möchte es bei den beschriebenen Beispielen belassen und mich einem Material zuwenden, bei dem mit konkreten Zahlen gearbeitet wird: der Hundertertafel. Bevor Sie aber mit dieser Tafel arbeiten, sollte Ihrem Kind der Mengenbegriff geläufig sein, z.B. über das Rechenbrett.

! **Mit dem Rechenbrett werden Voraussetzungen für das Rechnen geschaffen, vor allem im Mengenbereich**

Die Hundertertafel: Aufbau des Zehnersystems

Die Hundertertafel hat im Gegensatz zum Rechenbrett keine vier 5er-Quadrate, sondern ein 10er-Quadrat. Außerdem sind auf kleinen Quadraten die Zahlen 1 – 100 geschrieben, die Rückseite ist leer. Wenn die kleinen Quadrate alle auf der Hundertertafel liegen, sieht man alle Zahlen von 1 – 100.

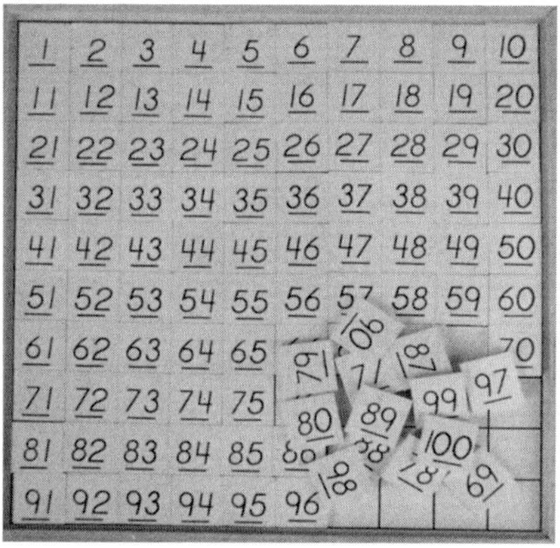

Auf der einen Seite der Tafel stehen die Zahlen von 1 – 100 während auf der Rückseite die Zahlen wegelassen wurden.
Die Hundertertafel eignet sich vor allem dafür, den Kindern das Zehnersystem verständlich zu machen. Es fällt damit leichter, sich ein Bild vom Aufbau des Zehnersystems im Kopf zu erstellen. Das Entstehen solch eines Bildes ist wichtig für das Verständnis des Zehnersystems.
Zuerst wird an Hand der Hundertertafel mit den Zahlen heraus gearbeitet, wie unser Zehnersystem aufgebaut ist. Ihr Kind kann die kleinen Zahlenquadrate auf die entsprechende Zahl legen und sich so den Aufbau unseres Zehnersystems bewusst machen. Als nächstes können Sie die kleinen Zahlenquadrate so auf die Hundertertafel legen, dass Zahl auf Zahl liegt und Ihr Kind nur die leere Rückseite sieht. Sie sagen eine Zahl und das Kind soll das richtige Quadrat umdrehen. Es sieht nun selbst, ob es die richtige Zahl gefunden hat. Nun kann es noch sagen, welche Zahlen rechts, links, oberhalb und unterhalb der umgedrehten Zahl stehen. Es kann ebenso die gesamte Reihe und Spalte sagen, zu der diese Zahl gehört.
Des weitern können Sie z.B. die Zahlen 44, 45, 46, 54, 55, 56 64, 65, 66 offen da liegen haben, währen die anderen Zahlen umgedreht sind. Ihr Kind soll nun alle die Zahlen sagen, die um die offenen Zahlen herum liegen. Genauso können Sie auch einzelne Zahlen abdecken, und diese benennen lassen. Die Zahlen können zusammenhängend (66, 67, 68, 76, 77, 78) oder willkürlich (8, 12, 25, 31, 86) gewählt sein.
Sie können auch eine Zahl sagen, z.B. die 56 und Ihr Kind soll Ihnen sagen, wie viele Schritte zum nächsten Zehner folgen.

Vorgänger und Nachfolger können ebenso mit der Hundertertafel erarbeitet werden, wie das Herausarbeiten von geraden und ungeraden Zahlen. Ihr Kind kann sich anhand der Hundertertafel auch bewusst machen, dass man zur 34 kommt, wenn man von der 35 einen Schritt nach links geht (Vorgänger) und zur 36, wenn man einen Schritt nach rechts geht (Nachfolger). Damit kann auch gezeigt werden, dass links immer die kleinere und rechts immer die größere Zahl steht. Bewegung nach links bedeutet also minus, nach rechts plus. Ihr Kind sieht außerdem, dass es zur 45 kommt, wenn es einen Schritt nach unten (+10) und zur 25, wenn es einen Schritt nach oben (-10) geht.
Es besteht die Möglichkeit, anhand der zahlenlosen Hundertertafel nachzuprüfen, ob das an der Hundertertafel mit Zahlen Erarbeitete auch verstanden ist. Ein weiters Material um herauszufinden, ob der Transfer des Erlernten gewährleistet ist, ist, wie schon beschrieben, das Rechenbrett. Dadurch, dass das Rechenbrett in 5er-Quadrate zerlegt ist, muss beim Kind ein Umdeuten stattfinden, wenn es das Erlernte auf das Rechenbrett übertragen will.

Mit der Hundertertafel kann natürlich auch die Multiplikation und die Division erarbeitet werden. Kleben Sie hierzu auf den oberen Teil des Holzrahmens die Zahlen 1 – 10 und auf den linken Teil des Rahmens ebenfalls die Zahlen 1 – 10. Sie haben nun eine Tabelle, mit deren Hilfe Multiplikations- und Divisionsaufgaben gelöst werden können.

Beispiel: 5 • 7:

```
    1  2  3  4  5  6  7  8  9  10
1                     |
2                     |
3                     |
4                     ↓
5  ———————————→      35
6
7
8
9
10
```

Sowohl mit dem Rechenbrett, als auch mit der Hundertertafel sollten Sie mit Ihrem Kind im Mengenbereich und im Verständnis unseres Zehnersystems arbeiten. Für das Erlernen des Rechnens selbst, also für Plus-, Minus-, Mal- und Geteiltaufgaben sollten Sie ein Material verwenden, bei dem nicht abgezählt werden kann. Weder das Rechenbrett, noch die Hundertertafel können dies leisten, denn Ihr Kind kann bei beiden Materialien Additions- und Subtraktionsaufgaben durch Abzählen lösen. Aber genau davon möchten Sie Ihr Kind ja wegbringen, damit es schneller zum Ergebnis kommt. Sie benötigen also ein Material, das nicht zum zählenden Rechnen verleitet.
Dieses Material finden Sie in den Cuisenairestäben. Im nächsten Kapitel möchte ich Ihnen diese vorstellen und Ihnen zeigen, wie man damit rechnet ohne zu zählen.

! **Die Hundertertafel verdeutlicht den Aufbau unseres Zehnersystems und kann auch bei der Multiplikation und der Division eingesetzt werden**

Das Rechnen mit den Cuisenairestäben

Die Cuisenairestäbe haben ihren Namen von dem belgischen Lehrer George Cuisenaire, der diese schon in den dreißiger Jahren entwickelt und damit gearbeitet hat. Den Zahlen 1 – 10 werden Stäbe mit verschiedenen Farben und verschiedenen Längen zugeordnet. So hat der Stab, der für die Zahl 1 steht, eine Länge von 1 cm und die Farbe natur. Der Zahl 2 wird einem Stab von einer Länge von 2cm und der Farbe rot zugeordnet, der Zahl 3 ein grüner 3cm langer Stab, usw. Die genaue Zuordnung wird in dem Trainingsprogramm aufgeführt. Anhand dieser Stäbe kann der gesamte Zahlenaufbau, so wie ich ihn weiter vorne beschrieben habe, erarbeitet werden und zwar auf der handelnden Ebene. Ihr Kind kann die Zahl 3 anfassen, (be)greifen und auch sehen. Damit lernt es auch Längen abzu-schätzen, das Auge bezüglich einer Länge zu trainieren. Es kann immer wieder zwischen der abstrakten Zahl 3 und der an zu fassenden Zahl 3 wechseln. Dieses Wechseln ist sehr wichtig, da einige Kinder länger brauchen, um auf die abstrakte Ebene zu kommen. Anders ausgedrückt: diese Kinder müssen sich länger auf der handelnden Ebene aufhalten. Sie brauchen das Material, um Rechenvorgänge zu verinnerlichen. Leider wird in verschiednen Grundschulen den rechenschwachen Kindern diese Zeit nicht gewährt. Damit haben diese Kinder nicht mehr die Möglichkeit, das Rechnen zu erfassen, sie verlieren häufig den Anschluss. Um aber weiterhin einigermaßen im Rechenunterricht mitzukommen, bauen diese Kinder sich häufig eine eigene Rechenstrategie auf, mit der sie dann in höheren Klassen kläglich scheitern.

Ich fände es gut, wenn in den ersten beiden Schuljahren den Kindern die Möglichkeit gegeben wir, immer wieder auf das Material zurück greifen zu können. Kinder, die mit dem Rechnen keine Probleme haben, werden von selbst das Material zur Seite legen, da sie feststellen werden, dass sie ohne die Stäbe viel schneller rechnen können. In der Grundschule hat ein Lehrer die Möglichkeit, durch differenzierten Unterricht auf den individuellen Leistungsstand der einzelnen Schüler Rücksicht zu nehmen. Während ein Teil der Klasse noch mit Stäben arbeitet, kann der andere Teil die Aufgaben bereits im Kopf rechnen. So kann mit jedem Kind gemäß seinem individuellen Leitungsstand gearbeitet werden.

Leider sind einige Grundschullehrer der Meinung, sie könnten doch nicht zwei Jahre lang einige Schüler mit Rechenstäben arbeiten lassen, zumal der Kollege der Nachbarklasse schon seit Beginn des

2. Schuljahres ohne Material auskommt. Dem kann ich nur entgegensetzen: Man kann! Was spricht dagegen, wenn sie es tun würden? Müssen denn schon unbedingt in den beiden Anfangsklassen Schüler, die Schwierigkeiten im Rechnen haben, so einem Druck ausgesetzt werden? Ist es notwendig, sich an der Parallelklasse zu orientieren oder ist es nicht sinnvoller, sich dem Rhythmus der eigenen Klasse anzupassen?
Lehrer, vor allem junge Lehrer, sind aber nicht nur dem Druck der Schule ausgesetzt („Was, Sie lassen immer noch die Rechenstäbe zu?"), sondern auch dem Druck einiger Eltern. Diese Eltern können nicht verstehen, warum Ihr Kind noch mit den Rechenstäben arbeiten muss, obwohl es doch schon in der 2. Klasse ist. Die Lehrer sollten solchen Eltern bewusst machen, dass dies nur förderlich für ihr Kind ist, dass das Kind unbedingt noch Anschauungsmaterial zum Verständnis benötig, um den Zugang zum Rechnen zu bekommen
Aber auch für Sie zu Hause sind diese Cuisenairestäbe sehr gut einsetzbar. Wenn Sie anhand einer Fehleranalyse die Probleme Ihres Kindes im Rechnen herausgefunden haben, können Sie gezielt mit den Rechenstäben daran arbeiten. Dass Kinder gerne mit den Stäben arbeiten, haben wir in unserem Zentrum festgestellt. Wir hatten bis jetzt noch kein Kind in den 11 Jahren, das diese Stäbe abgelehnt hat. So haben Sie mit diesen Cuisenairestäben die Möglichkeit, sehr früh einzugreifen, um Ihrem Kind zu helfen.
Ab der 5. Übungseinheit sollten Sie zusätzlich eine quadratische Holzplatte, 10 cm auf 10 cm groß, benutzen. Sie können aber auch einen Karton oder Papier dazu verwenden. Diese quadratische Grundfläche dient nun als Unterlage für die Rechenstäbe, d.h. die Stäbe werden so auf diese Fläche gelegt, dass sie rechts oder links nicht hinausragen. Es soll damit den Kindern bewusst werden, dass wir uns im Zehnersystem bewegen. Außerdem lernt Ihr Kind die Zahlzerlegung anzu-wenden, da es zuerst den Zehner ergänzen und mit dem Rest einen neuen Zehner anfangen muss. Aber nur das Erarbeiten des Zahl-aufbaus über die Rechenstäbe alleine reicht nicht aus. Ihr Kind muss zusätzlich noch üben. Durch dieses zusätzliche Üben soll der jeweilige Lernstoff verinnerlicht werden. Dies kann anhand der Lernkartei, die im nächsten Kapitel beschrieben wird, geschehen.

! **Die Cuisenairestäbe sind ein Material, das sowohl konkrete als auch abstrakte Aspekte bietet. Mit ihnen kann man das zählende Rechnen wieder beseitigen**

Lernen mit den Karteikarten

Der Mathematikunterricht hat generell einen erhöhten Übungsanteil im Gegensatz zu anderen Fächern. Nur durch ständiges Üben schaffen die meisten Schüler es, einen verstandenen Rechenweg zu verinnerlichen. Die wenigsten Schüler sind in der Lage, das Rechnen an zu wenden, ohne es ausreichend geübt zu haben.
Mit den im vorherigen Kapitel beschriebenen Cuisenairestäben soll sich Ihr Kind den jeweiligen Rechenweg bewusst machen. Die Rechenstäbe selber können aber nicht der Vertiefung dienen, da sie für Ihr Kind wahrscheinlich langweilig werden, sobald es das System verstanden hat. Das System verstehen heißt aber nicht automatisch, dass Ihr Kind es auch verinnerlicht hat und bei anderen Aufgaben anwenden kann. Aus diesem Grund muss nach jeder Übungseinheit noch ein intensives Üben des Erarbeiteten stattfinden. Und dies kann anhand einer Lernkartei geschehen.
Die Lernkartei besteht aus einem Karteikasten und Karteikarten. Auf den Karteikarten werden auf die Vorderseite die Aufgaben geschrieben und auf die Rückseite der Rechenweg mit dem Ergebnis. Pro Übungseinheit sollten es ca. 100 Aufgaben sein, damit Ihr Kind den Rechenweg wirklich beherrscht.
Und so funktioniert die Lernkartei:
Sie benötigen einen Karteikasten, der entweder gekauft oder selbst hergestellt werden kann. Schöner ist es natürlich, den Karteikasten gemeinsam mit Ihrem Kind zu bauen. Vielleicht schafft es Ihr Kind auch alleine. Benötigt wird dazu ein starker Karton oder Sperrholz. Der Karteikasten sollte eine Länge zwischen 20 und 30cm haben,
5 – 6 cm hoch und 11 cm breit sein. Damit bietet er Platz für Karteikarten in DIN A 7 Format, die Sie kaufen können. Aber auch diese Karteikarten können Sie natürlich selbst herstellen. Nehmen Sie dazu einen starken Karton, normale Blätter sind zu dünn und damit für Karteikarten, die in einem Kasten „stehen“ müssen und öfters benutzt werden, ungeeignet. Nun benötigen Sie noch vier Trennwände, die in den Karteikasten gesteckt werden, um den Kasten in fünf Abteilungen bzw. Fächer einteilen zu können. Die Abstände zwischen den einzelnen Trennwänden sind unterschiedlich. So könnte das erste Fach ca. 1 cm, das zweite 2 cm, das dritte 5 cm, das vierte 8 cm und das fünfte 14 cm groß sein. Sie können aber auch eine andere Einteilung nehmen. Die gekauften Karteikästen haben dieselben Maße, sind aber ca. 8cm breit und bieten Platz für Karteikarten in DIN A 8 Format.

Pro Übungseinheit werden die Karteikarten mit verschiedenen Aufgaben (Vorderseite) und dem dazugehörenden Rechenweg mit Lösung(Rückseite) beschreiben, ca. 100 Aufgaben für jede Übungseinheit. Was genau aufgeschrieben werden soll, werde ich weiter unten beschreiben. Es sollten aber immer alle Aufgaben einer Übungseinheit fertig geschrieben sein, ehe Ihr Kind damit arbeitet.
Ihr Kind steckt nun so viele von den beschriebenen Karteikarten in das erste Fach des Karteikastens, wie es in ca. 10 Minuten bearbeiten kann. Damit ist auch der zeitliche Rahmen für das Üben mit der Lernkartei abgesteckt. Nicht länger als 10 Minuten, dafür aber jeden Tag, auch am Wochenende. Es nimmt nun eine Aufgabe heraus, liest sie laut vor, erklärt den Rechenweg und sagt das Ergebnis. Danach wird die Karte umgedreht und mit dem Aufgeschriebenen verglichen. Ist der Rechenweg und das Ergebnis richtig, wandert die Karte in das zweite Fach. Stimmt es nicht überein, kommt die Karteikarte an die letzte Stelle des ersten Faches. Mit den anderen Karten wird genauso verfahren.
Am nächsten Tag wird das erste Fach wieder aufgefüllt und bearbeitet. Die Karten des zweiten Faches werden am dritten Tag nach der gleichen Methode durchgearbeitet. Richtig bearbeitete Aufgaben wandern in das dritte Fach. Falsch gelöste kommen zurück an die letzte Stelle des ersten Faches. Nach einer Woche werden die Aufgaben des dritten Faches bearbeitet. Stimmen Rechenweg und Lösung, wird die Karteikarte in das vierte Fach gelegt, ist es nicht richtig, kommt sie zurück in das erste Fach an die letzte Stelle. Nach zwei Wochen werden die Aufgaben des vierten Faches wiederholt und nach einem Monat die des fünften Faches. Ist das Ergebnis richtig, wird die Karte aus dem Karteikasten genommen, stimmt es nicht, kommt die Karte wieder an die letzte Stelle des ersten Faches.
Wenn die Karte in das nächste Fach gesteckt wird, ist es sinnvoll, das Datum darauf zu vermerken, an dem die Aufgabe wieder bearbeitet werden soll. So behält Ihr Kind den Überblick, ob die Aufgabe schon an der Reihe ist oder noch warten muss. Ein positiver Nebeneffekt ist dabei der Umgang mit dem Datum.
Eine andere Möglichkeit, die Karteikarten zu bearbeiten, besteht darin, die Aufgaben eines Faches erst dann anzusehen, wenn das Fach voll ist. Dies bedeutet, die Aufgaben des zweiten, dritten, vierten und fünften Faches werden erst dann gelöst, wenn dort kein Platz mehr für weitere Karteikarten ist. Dies hat den Vorteil, dass

Ihr Kind nicht immer auf das Datum sehen muss, ob die Aufgaben nun gerechnet werden kann oder nicht.
Ein großer Vorteil des Einübens des Lernstoffes mit einer Lernkartei besteht in dem selbstständigen Arbeiten Ihres Kindes. Am Anfang ist es sicherlich sinnvoll, Ihr Kind beim Einüben zu unterstützen. Später kann und soll es aber in der Lage sein, eigenständig damit zu arbeiten, da es sich ja auf Grund der Rückseite selbst kontrollieren kann. Ebenso sind die ständigen Wiederholungen notwendig, um das Erlernte zu verinnerlichen.
Im Folgenden werde ich für jede Übungseinheit aufschreiben, wie Sie die Vorder- und die Rückseite beschriften sollten. Die Karteikarten benötigen Sie erst ab der zweiten Übungseinheit. Denken Sie bitte daran, dass erst Ende Klasse 1 der Zahlenraum bis 20 und Ende Klasse 2 bis 100 erarbeitet ist.

2. und 3. Übungseinheit: *Zahlzerlegung über Addition im Zahlenraum bis 10 und Addition im Zahlenraum bis 10*

Es sollte die gesamte Zerlegung der Zahlen 2 bis 10 auf die Karteikarten geschrieben werden. Auf die Vorderseite wird die Zerlegung (3 + 2) und auf die Rückseite die zerlegte Zahl (5) geschrieben. Dieselben Karteikarten können auch bei der Addition im Zahlenraum bis 10 benützt werden.

4. Übungseinheit: *Subtraktion im Zahlenraum bis 10*

Auch hier wird die gesamte Zerlegung auf die Karten geschrieben.

Vorderseite: 5 – 3   Rückseite: 2

5. Übungseinheit: *Rechnen im Zahlenraum bis 100 ohne Zehnerüberschreitung über Addition und Subtraktion*

Erstellen Sie bitte für die Addition und Subtraktion gleich viele Aufgaben.

Addition

Vorderseite: 63 + 25	Rückseite:	63 + 20 = 83
		83 + 5 = 88

Subtraktion

Vorderseite: 58 – 43	Rückseite:	58 – 40 = 10
		18 – 3 = 15

6. Übungseinheit: *Zehnerüberschreitung*

Vorderseite: 7 + 4 Rückseite: 7 + 3 = 10
10 + 1 = 11"

7. Übungseinheit: *Zehnerunterschreitung*

Vorderseite: 13 – 7 Rückseite: 13 – 3 = 10
10 – 4 = 6

8. Übungseinheit: *Zehnerübergang im Zahlenraum bis 100 mit Einerzahlen*

Vorderseite: 75 + 9 Rückseite: 75 + 5 = 80
80 + 4 = 84

9. Übungseinheit: *Zehnerunterschreitung im Zahlenraum bis 100 mit Einerzahlen*

Vorderseite: 83 – 9 Rückseite: 83 – 3 = 80
80 – 6 = 74

10. Übungseinheit: *Zehnerüberschreitung im Zahlenraum bis 100 mit Zehnerzahlen*

Vorderseite: 27 + 37 Rückseite: 27 + 30 = 57
57 + 3 = 60
60 + 4 = 64

11. Übungseinheit: *Zehnerunterschreitung im Zahlenraum bis 100 mit Zehnerzahlen*

Vorderseite: 65 – 46 Rückseite: 65 – 40 = 25
25 – 5 = 20
20 – 1 = 19

12. Übungseinheit: *Berechnen von Leerstellen bis 100*
Da es verschiedene Möglichkeiten gibt, sollten Sie für alle Möglichkeiten gleich viele Aufgaben auf die Karteikarten schreiben.

1. Möglichkeit: Leerstelle steht am Anfang der Aufgabe – Addition

Vorderseite: ... + 22 = 57 Rückseite:

57 – 20 = 37
37 – 2 = 35
35 + 22 = 57

2. Möglichkeit: Leerstelle steht am Anfang der Aufgabe – Subtraktion

Vorderseite: ... 7 – 32 = 53 Rückseite:

53 + 30 = 83
83 + 2 = 85
85 – 32 = 53

3. Möglichkeit: Leerstelle steht in der Mitte der Aufgabe – Addition

Vorderseite: 56 + ... = 73 Rückseite:

56 + 4 = 60
60 + 13 = 73
56 + 17 = 73

4. Möglichkeit: Leerstelle steht in der Mitte der Aufgabe – Subtraktion

Vorderseite: 66 – ... = 14 Rückseite:

66 – 10 = 56
56 – 4 = 52
66 – 52 = 14

Eigentlich gibt es noch zwei weitere Möglichkeiten, nämlich, dass die Leerstelle am Ende der Additions- bzw. Subtraktionsaufgabe steht. Dies wurde aber schon in den Übungseinheiten 8 – 11 behandelt. Deshalb muss es jetzt nicht noch einmal bearbeitet werden.

13. Übungseinheit: *Das kleine Einmaleins*

Damit gewährleistet ist, dass das gesamte kleine Einmaleins vertieft wird, sollten Sie oder Ihr Kind es komplett auf die Karteikarten schreiben.

Vorderseite: 7 • 8 Rückseite: 56

14. Übungseinheit: *Umkehrung des kleinen Einmaleins - Division*
Auch hier sollte das komplette kleine Einmaleins aufgeschrieben werden.

Vorderseite: 42 : 6 Rückseite: 7 denn
$7 \cdot 6 = 42$

15. Übungseinheit: *Multiplikation im Zahlenraum bis 20*
Vorderseite: $7 \cdot 18$ Rückseite:

$$\begin{array}{r} 7 \cdot 10 = 70 \\ \underline{7 \cdot \;\; 8 = 56} \\ 70 + 56 = 126 \end{array}$$

Ich weiß, dass es sehr zeitaufwendig ist, diese Karteikarten in dieser Anzahl herzustellen und zu beschriften. Es besteht die Möglichkeit, die Karteikarten, so wie ich sie aufgeführt habe, zu kaufen. Die Adresse ist im Anhang angeben.

! Karteikarten eignen sich für ein selbständiges und vertiefendes Rechnen

Und nun geht es an die Arbeit

Mit den nun folgenden Anleitungen bekommen Sie ein Trainingsprogramm in die Hand, mit dem Sie Ihrem Kind den Zahlaufbau und damit das Rechnen verständlicher machen können. Das Programm ist so aufgebaut, dass Sie genau da einsteigen können, wo die Probleme Ihres Kindes liegen. Dazu bedarf es natürlich einer genauen Fehleranalyse, so wie ich sie weiter oben beschrieben habe.

Jede Einheit beginnt mit einer kurzen Einführung. Anschließend wird immer eine Übung ausführlich besprochen und eine weitere aufgeführt. Lediglich bei der 2. Übungseinheit, der Zahlzerlegung, habe ich das komplette Programm aufgeschrieben. Die zwei aufgeführten Übungen reichen natürlich nicht aus, um den jeweiligen Rechenschritt zu verstehen. Es bedarf weiterer Übungen mit den Rechenstäben. Benutzen Sie die Stäbe bitte so lange, wie Ihr Kind sie benötigt. Stellen Sie fest, dass es mit den Stäben recht gut rechnen kann, fordern Sie Ihr Kind auf, eine Aufgabe ohne die Stäbe zu lösen. Geht dies recht gut, soll es weitere Aufgaben im Kopf rechnen. So können Sie nach und nach das Arbeiten mit den Stäben reduzieren und das Rechnen auf der abstrakten Ebene erhöhen. Sollte eine Aufgabe im Kopf nicht gelöst werden können, sollte Ihr Kind immer auf die Cuisenairestäbe zurückgreifen können. Ebenso, wenn Sie feststellen, dass Ihr Kind eigentlich nicht rechnet, sondern wieder anfängt zu zählen. Dieses Zählen können Sie vermeiden, indem Sie sich jede Aufgabe von Ihrem Kind laut vorrechnen lassen. In diesem Fall hat es nicht die Möglichkeit, zählend zu rechnen.

In den Übungseinheiten ist auch angegeben, wie Ihr Kind rechnen und was es laut sagen soll. Dieses laute Sprechen habe ich ziemlich ausführlich aufgeschrieben. Es geht nun nicht darum, dass alles wortgetreu gesagt wird. Ihr Kind kann es natürlich auch anders formulieren. Es geht vor allem darum, dass die wichtigen Details laut ausgesprochen werden. Dieses laute Erklären ist genauso wichtig, wie das Aufschreiben bei gleichzeitigem lautem Mitsprechen. Dadurch wird Ihr Kind in die Lage versetzt, mehrkanalig zu lernen, nämlich über das Sprechen, Lesen und Hören. Dieses gleichzeitige Sprechen und Schreiben halte ich für sehr wichtig, denn damit konzentriert sich das Kind stärker auf die jeweilige Auf-gabe. Wenn es mit dem Sprechen genauso weit ist, wie mit dem Schreiben, besteht nicht die Gefahr, dass es mit den Gedanken bei einer ganz anderen Zahl ist. Natürlich ist dies bei einer Zahl wie 23 nicht ganz machbar, da es sein kann, dass Ihr Kind „dreiundzwanzig" sagt, aber eventuell zuerst die 2 und dann die 3 schreibt. Hier ist wichtig, dass es mit dem Sprechen fertig ist, wenn es auch das Schreiben der Zahl beendet hat.

Da jede Aufgabe auch geschrieben werden soll, ist ein Übungsheft nur für dieses Training unbedingt nötig. Achten Sie auf eine saubere Darstellung der Zahlen und lassen Sie jeweils das Datum zu Beginn der Stunde aufschreiben.

Eine Trainingsstunde sollte den Zeitraum von 20 Minuten nicht überschreiten. Denken Sie daran, dass Ihr Kind viele andere Verpflichtungen hat wie Nachmittagsunterricht, Hausaufgaben, Lernen auf Klassenarbeiten, eventuell Pflichten im Haushalt oder Aktivitäten im Verein. Hinzu kommen noch außerplanmäßige Termine wie Arztbesuche oder Geburtstage. Bei alledem möchte Ihr Kind natürlich auch noch spielen, mit Freunden und Freundinnen zusammen sein oder einfach nur ausruhen und nichts tun. Von daher sollten Sie den zeitlichen Rahmen nicht überspannen. Wenn Sie 3-mal die Woche je 20 Minuten mit Ihrem Kind an seinen mathematischen Problemen arbeiten, bedeutet dies ein intensives Lernen von 60 Minuten in der Woche. Und dies sollte wirklich auch ausreichend sein. Setzen Sie sich und Ihr Kind nicht unter zeitlichen Druck. Sie wollen Ihrem Kind helfen, Sie wollen, dass es einen Zugang zu Rechnen bekommt und Sie wollen, dass es auch Lust hat, das Training zu machen. Dies erreichen Sie nicht, indem Sie das Training mit aller Gewalt durchziehen. 20 Minuten sind eine überschaubare Zeitspanne, die auch relativ schnell vorüber geht, was auch Ihr Kind schnell bemerken wird. Legen Sie gemeinsam mit Ihrem Kind und den anderen Familienmitgliedern für eine Woche die drei geplanten Übungstermine fest, an die sich auch alle halten müssen. Eltern, die dieses Programm durchführten, haben bestätigt, wie wichtig es sei, Termine vorher festzulegen.

Wenn Ihr Kind den Rechenweg verstanden hat, kann es anhand der Lernkartei das Erlernte vertiefen.

In meinem Trainingsprogramm bin ich etwas von der Reihenfolge, wie sie in der Schule praktiziert wird, abgewichen. Die Schule behandelt den Zehnerübergang in der ersten Klasse. Dies ist auch anders nicht möglich, da ein Kind Ende Klasse 1 den gesamten Zahlenraum bis 20 beherrschen sollte.

Da aber das vorliegende Dyskalkulietraining in der Regel nicht von Kindern der ersten Klasse gemacht wird, ist es sinnvoller, die Zahlzerlegung auf den Zahlenraum bis 100 zu übertragen und erst danach den Zehnerübergang zu bearbeiten. Für die Kinder ist es einfacher, zuerst die Zahlzerlegung im Zahlenraum bis 100 ohne Zehnerüberschreitung anzuwenden. Die Zehnerüberschreitung selbst ist eine Schwierigkeitsstufe höher und es fällt den Kindern leichter, diese zu verstehen, wenn sie die Zerlegung intensiver geübt haben.

Nachdem z.B. über das Rechenbrett und die Hundertertafel die Voraussetzungen geschaffen wurden, um das Rechnen zu erlernen, geht es an die Zahlzerlegung. Hierbei werden die Zahlen von 1 – 10 in zwei andere Zahlen zerlegt. Die Zahl 4 kann in 1 und 3, 3 und 1, 2 und 2, 0 und 4 sowie 4 und 0 zerlegt werden. Ohne diese Zerlegung ist ein Kind nicht in der Lage, Rechenaufgaben im Kopf zu lösen. Es wird bei der Aufgabe 5 + 3 die 3 in Einzelschritten addieren. Kennt es aber die Zerlegung, weiß es, dass „5 + 3" die Zerlegung der Zahl 8 ist. Somit hat dieses Kind sofort das Ergebnis parat.

Wird diese Zerlegung über die Addition beherrscht, erfolgt die Zerlegung über die Subtraktion: 5 – 3 = 2 bzw. 2 = 5 – 3. Diese Zahlzerlegung der Zahlen 1 – 10 muss verstanden sein, um die nächste Stufe, das Addieren und Subtrahieren im Zahlenraum bis 10 zu beherrschen.

Wird dies gekonnt, wird die Zerlegung im Zahlenraum bis 100 angewendet. Da der Zehnerübergang noch nicht angesprochen wurde, sollte er auch beim Rechnen in diesem Zahlenraum noch nicht vorkommen. Es geht also um Aufgaben wie „25 + 32", „46 + 23", „88 – 53", „66 – 22".

Weglassen sollten Sie auf jeden Fall noch das Rechnen mit Platzhaltern innerhalb der Aufgabe, also am Anfang oder in der Mitte. Aufgaben wie ---- + 6 = 28 oder 16 + --- = 39 sind für Kinder mit Dyskalkulie zu abstrakt. Sie können in der Regel damit nichts anfangen. Ich weiß, dass schon in der 1. Klasse damit gearbeitet wird, um das System einsichtiger zu machen. Kinder mit Rechenschwäche sind aber mit solchen Aufgaben überfordert. Diese Aufgaben fördern die Rechenschwäche eher, als dass sie diesen Kindern helfen, das Rechnen zu verstehen. Von daher halte ich es für sinnvoller, solche Platzhalteraufgaben rechenschwachen Kindern erst dann zu stellen, wenn sie das Rechnen beherrschen. Diese Aufgaben liegen auf einer Ebene, von der solche Kinder noch weit entfernt sind.

Nach dem Rechnen im Zahlenraum bis 100 ohne Zehnerüberschreitung (Addition und Subtraktion) wird nun die Zehnerüberschreitung bearbeitet. Hierbei bewegt man sich aber nur im Zahlenraum bis 20. Da durch das viele Üben die Zahlzerlegung beherrscht wird, fällt es dem Kind nun leichter, den Zehnerübergang zu verstehen: 8 + 5 = 8 + 2 + 3 = 10 + 3 = 13 bzw.
15 – 8 = 15 – 5 – 3 = 10 – 3 = 7.
Der nächste Schritt ist das Anwenden des Zehnerüberganges im Zahlenraum bis 100. Hierbei sollten aber nur Einerzahlen addiert werden (35 + 7; 44 + 8; 63 +9). Anschließend erfolgt dasselbe über die Subtraktion (43 – 7; 85 – 9; 64 – 6). Erst danach sollte das Rechnen mit zweistelligen Zahlen erfolgen, zuerst wieder nur über die Addition (43 + 38; 27 + 55) und anschließend über die Subtraktion (63 – 27; 25 – 38). Es erscheint mir sinnvoller, zuerst nur Einerzahlen zu addieren, bzw. zu subtrahieren, damit die Kinder sich nur auf die Zehnerüberschreitung bzw. die Zehnerunterschreitung konzentrieren können. Addiert bzw. subtrahiert das Kind gleichzeitig auch noch zweistellige Zahlen, kommt eine weitere Schwierigkeit hinzu, die momentan noch nicht notwendig ist.
Hiermit ist nun der Grundstock gelegt, damit sich das Kind in der Addition und Subtraktion im Zahlenraum bis 100 bewegen kann. Jetzt ist es auch möglich, Platzhalteraufgaben zu stellen, wobei gleich auch zweistellige Zahlen miteinbezogen werden sollen (--- + 28 = 57; 23 + --- = 81; --- – 25 = 61; 83 – --- = 37). Mit solchen Aufgaben wird das bis jetzt Gelernte vertieft.
Es dürfte jetzt auch keine Probleme machen, das Gelernte auf den Zahlenbereich bis 1000 und 1 Million zu übertragen.
Der nächste Schritt ist die Multiplikation. Das Beherrschen des Kleinen Einmaleins ist z.B. auch für das Bruchrechnen sehr wichtig. Für das Erweitern bzw. Kürzen eines Bruches muss ich mich im kleinen Einmaleins frei bewegen können. Es ist natürlich auch die Voraussetzung für das Multiplizieren von größeren Zahlen. Die Aufgabe 7 • 18 ist fast nicht lösbar, wenn ich das kleine Einmaleins nicht beherrsche.
Nach der Multiplikation wird nun die Division erarbeite. Dabei ist dem Kind bewusst zu machen, dass die Division die Umkehrung der Multiplikation darstellt; 35 : 7 = 5, denn 5 • 7 = 35.
Zusammenfassend lässt sich der Aufbau meines Trainingsprogramms folgendermaßen darstellen (in Klammern steht die Übungseinheit bzw. das Material, mit der der jeweilige Schritt erarbeitet werden kann):

1. Die Zahl als Menge
   (z.B. Rechenbrett, Hundertertafel)
2. Das Zählen – Die Reihenfolge unserer Zahlen, das Zehnersystem
   (z.B. Rechenbrett, Hundertertafel)
3. Zerlegung der Zahlen 2 – 10 über Addition
   (2. und 3. Übungseinheit)
4. Zerlegung der Zahlen 2 – 10 über Subtraktion
   (2. und 4. Übungseinheit)
5. Rechnen im Hunderterraum ohne Zehnerüberschreitung
   (5. Übungseinheit)
6. Rechnen im Hunderterraum ohne Zehnerunterschreitung
   (5. Übungseinheit)
7. Zehnerüberschreitung im Zahlenraum bis 20
   (6. Übungseinheit)
8. Zehnerunterschreitung
   (7. Übungseinheit)
9. Zehnerübergang im Hunderterraum mit Einerzahlen
   (8. Übungseinheit)
10. Zehnerunterschreitung im Hunderterraum mit Einerzahlen
    (9. Übungseinheit)
11. Zehnerüberschreitung im Hunderterraum mit Zehnerzahlen über Addition
    (10. Übungseinheit)
12. Zehnerunterschreitung im Hunderterraum mit Zehnerzahlen über Subtraktion
    (11. Übungseinheit)
13. Platzhalteraufgaben
    (12. Übungseinheit)
14. Kleines Einmaleins
    (13. Übungseinheit)
15. Division als Umkehrung
    (14. Übungseinheit)
16. Multiplikation im Zahlenraum bis 20
    (15. Übungseinheit)

15 Übungseinheiten

1. Übungseinheit: Zuordnung

In dieser ersten Übungseinheit soll die Zuordnung der Zahlen 1 - 10 zu den Cuisenairestäben und gleichzeitig das Schreiben dieser Zahlen geübt werden. Um herauszufinden, welche Farbe zu welcher Zahl gehört, kann Ihr Kind einen Meterstab nehmen und die einzelnen Farben so anlegen, dass das eine Ende des Cuisenairestabes bei der 0 des Meterstabes anliegt. Am anderen Ende des Rechenstabes kann es nun am Meterstab ablesen, wie groß bzw. wie lang der jeweilig Rechenstab ist. Ihr Kind soll nun diese Zahl in der selben Farbe wie die des Rechenstabes auf ein DIN A 6 großes Blatt Papier schreiben, unter den Rechenstab legen und gleichzeitig dazu sagen: *„Die Zahl 1 gehört zu der Farbe natur"*. Mit den anderen Längen und Farben wird genauso verfahren. Beim Hinlegen ist auch auf die richtige Reihenfolge der Zahlen zu achten. Links wird die 1 hingelegt, rechts davon die 2, usw.
Eine andere Möglichkeit besteht darin, die einzelnen Farben mit den Einerstäben auszulegen. So kann Ihr Kind an Hand der darunter liegenden Einerstäbe durch Abzählen feststellen, aus wie vielen Einerstäben z.B. der schwarze Stab besteht, nämlich aus 7 Einerstäben. Die Zahl 7 wird mit schwarzer Farbe auf das DIN A 6 große Papier geschrieben und mit den Worten *„Die Zahl 7 gehört zu der Farbe schwarz"* unter den schwarzen Rechenstab gelegt. In der Regel wird Ihr Kind schnell erkennen, welche Farbe zu welcher Zahl gehört. Wiederholen Sie diese Zuordnung so lange, bis Ihr Kind sie beherrscht. Bei diesen Wiederholungen können aber die schon mit den Zahlen von 1 - 10 beschriebenen Blätter verwendet werden. Ihr Kind nimmt den naturfarbenen Rechenstab, legt ihn hin und sagt: *„Die Farbe natur gehört zu der Zahl 1"*. Daraufhin legt es die zuvor geschriebene Zahl 1 darunter. Es nimmt den roten Stab und sagt: „Die Farbe rot gehört zu der Zahl 2" und legt die rot geschriebene 2 unter den Stab.
So übt man mit allen Zahlen und Stäben bis zur Zahl 10.
Bei dieser 1. Übungseinheit sollt aber auch das Schreiben der Zahlen gesondert geübt werden, sofern Ihr Kind die Zahlen noch nicht ordentlich schreibt. Dazu nehmen Sie ein Blatt Papier (DIN A 4) und schreiben die Zahlen 1 - 10 untereinander. Ihr Kind soll nun versuchen, die jeweilige Reihe ordentlich auszufüllen und immer die Zahl dazu laut aufsagen. Achten Sie bitte darauf, dass das

Schreiben der Zahl und das Sprechen gleichzeitig stattfindet. Solange wie z.B. die Zahl 3 geschrieben wird, soll sie auch gesprochen werden.
Wenn Ihr Kind die Zuordnung Farbe → Zahl beherrscht, sollten Sie zu der nächsten Übung, der Zahlzerlegung, übergehen. Dies sollten Sie auch tun, wenn Ihr Kind zwar die Zuordnung Zahl → Farbe beherrscht, die Zahlen selber aber noch nicht ordentlich genug schreibt. Das Schreiben wird im Laufe des Trainings immer wieder mitgeübt.
Was jetzt noch fehlt, ist die Zahl 0. Lassen Sie dazu Ihr Kind eine O mit einer noch nicht verwendeten Farbe auf ein DIN A 6 Blatt schreiben und fragen Sie es anschließend, an welchen Platz die 0 gelegt werden soll. Hat es damit Schwierigkeiten, können Sie es anhand der Zuordnung „ist kleiner als" mit Ihrem Kind erarbeiten. Liegt dann die 0 links von der 1 wird Ihr Kind feststellen, dass es keinen Rechenstab hat, der dazu passt. Also bleibt der Platz über der 0 leer. Durch diese Handlung soll Ihrem Kind bewusst werden, dass die 0 zwar eine Zahl ist, diese jedoch keine Auswirkung hat, denn es ist ja „nichts" da. Bei Multiplikation und Division sieht es natürlich anders aus, aber dies ist an dieser Stelle noch unwichtig.

2. Übungseinheit: Zahlzerlegung über Addition im Zahlenraum bis 10

In dieser Übungseinheit soll Ihr Kind lernen, die Zahlen 1 – 10 zu zerlegen. Dabei gehen Sie folgendermaßen vor:
Sagen Sie Ihrem Kind, es soll den kleinsten Rechenstab (weiß, natur = 1) nehmen und vor sich hinlegen. Nun soll es überlegen, ob dieser Stab in zwei andere Stäbe zerlegt werden kann, ohne dass diese länger oder kürzer sind, als der liegende weiße (naturfarbene) Stab. Es wird feststellen, dass es nicht geht. Fordern Sie Ihr Kind auf, die auf die DIN A 6 Blätter geschriebenen Zahlen 0 – 10 noch einmal der Reihe nach vor sich hinzulegen und die dazugehörenden Stäbe über diesen Zahlen zu platzieren. Es wird das „Nichts" über der Null nehmen und an den weißen (naturfarbene) Stab anlegen. Fordern Sie es ruhig auf, das „Nichts" in die Hand zu nehmen und es neben den unteren weißen (naturfarbenen) Stab zu legen. Da es zwei Möglichkeiten gibt (rechts oder links) soll es sich für eine entscheiden. Legt es das „Nichts" rechts neben den Stab, fragen Sie noch einmal nach, was

es gerade gemacht hat. Es wird sagen, es hat das „Nichts" rechts zu dem unteren weißen (naturfarbenen) Stab dazu gelegt.

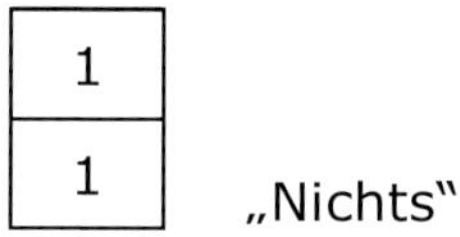

Lassen Sie nun den unteren weißen (naturfarbenen) Stab und das „Nichts" durch Zahlen ersetzen. Das Kind soll die entstandene Zerlegung laut formulieren: *„Die 1 kann ich in 1 und 0 zerlegen."* Anschließend soll es mit der zweiten Möglichkeit genauso verfahren, nämlich das „Nichts" auf die linke Seite legen.

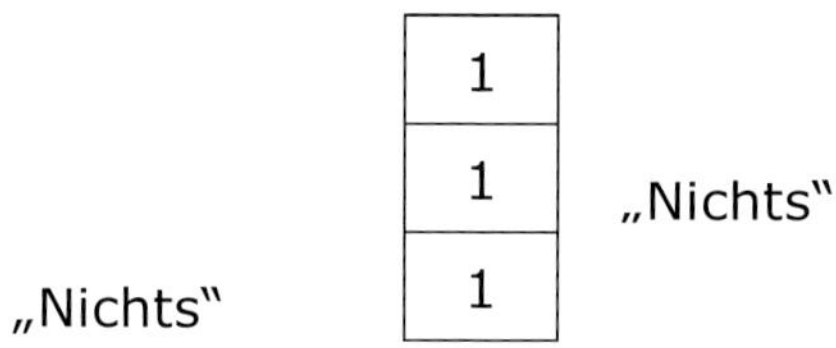

Ihr Kind soll nun versuchen, diese Zerlegungen als Aufgabe zu formulieren. Es wird sagen: *„1 ist genauso groß (oder genauso lang) wie 1 und 0."* Und *„1 ist genauso groß (oder genauso lang) wie 0 und 1."*. Anschließend wird dies in das Übungsheft geschrieben.

Heft: 1 = 1 + 0
1 = 0 + 1 (laut mitsprechen während des Schreibens)

Nun bitten Sie Ihr Kind den nächst größeren Stab (rot = 2) zu nehmen und vor sich hinzulegen. Es soll wieder überlegen, in welche zwei anderen Stäbe dieser rote Stab zerlegt werden kann und diese Zerlegung darunter legen. Wenn Ihr Kind die Zerlegung der Zahl 1 noch gut im Gedächtnis hat, wird es das „Nichts" rechts und links anlegen. Lassen Sie wieder jeweils die Stäbe durch Zahlen ersetzen und laut sagen: *„Ich kann die 2 in 2 und 0 zerlegen"* bzw. *„ Ich kann die Zahl 2 in 0 und 2 zerlegen"*.

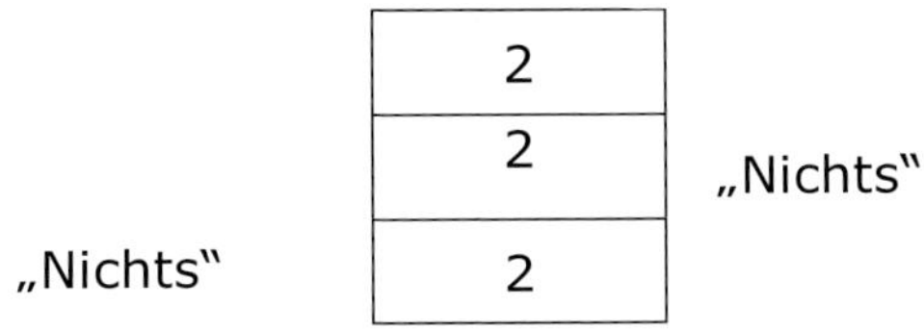

Als nächstes wird es erkennen, dass der rote Stab in zwei weiße (naturfarbene) zerlegt werden kann und die zwei naturfarbenen Stäbe darunter legen.

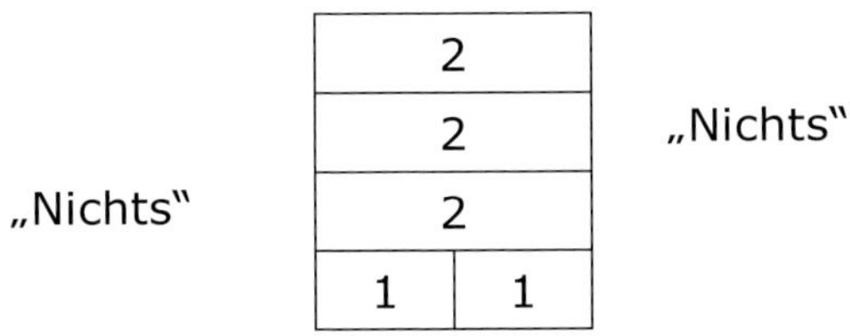

Die Stäbe werden wieder durch Zahlen ersetzt und laut dazu gesprochen: *„Ich kann die 2 in 1 und 1 zerlegen."*
Nun werden diese Zerlegungen wieder als Aufgaben formuliert und in das Übungsheft geschrieben.

„2 ist genauso groß (oder lang) wie 2 und 0"
„2 ist genauso groß (oder lang) wie 0 und 2"
„2 ist genauso groß (oder lang) wie 1 und 1".

Heft: $2 = 2 + 0$
$2 = 0 + 2$
$2 = 1 + 1$ (laut mitsprechen während des Schreibens)

Mit den Zahlen 3 – 10 wird genauso verfahren.

Zahl 3

3			Heft
3			3 = 3 + 0
3			3 = 0 + 3
2		1	3 = 2 + 1
1	2		3 = 1 + 2

Zahl 4

4			Heft
4			4 = 4 + 0
4			4 = 0 + 4
3		1	4 = 3 + 1
1	3		4 = 1 + 3
2	2		4 = 2 + 2

Zahl 5

5		Heft
5		5 = 5 + 0
5		5 = 0 + 5
4	1	5 = 4 + 1
1	4	5 = 1 + 4
2	3	5 = 2 + 3
3	2	5 = 3 + 2

Zahl 6

6		Heft
6		6 = 6+ 0
6		6 = 0 +6
5	1	6 = 5 + 1
1	5	6 = 1 + 5
3	3	6 = 3 + 3
4	2	6 = 4 + 2
2	4	6 = 2 + 4

Zahl 7

7		Heft
7		7 = 7 + 0
7		7 = 0 + 7
6	1	7 = 6 + 1
1	6	7 = 1 + 6
5	2	7 = 5 + 2
2	5	7 = 2 + 5
3	4	7 = 3 + 4
4	3	7 = 4 + 3

Zahl 8

8		Heft
8		8 = 8 + 0
8		8 = 0 + 8
7	1	8 = 7 + 1
1	7	8 = 1 + 7
6	2	8 = 6 + 2
2	6	8 = 2 + 6
3	5	8 = 3 + 5
5	3	8 = 5 + 3
4	4	8 = 4 + 4

Zahl 9

		Heft
9		9 = 9 + 0
9		9 = 0 + 9
8	1	9 = 8 + 1
1	8	9 = 1 + 8
7	2	9 = 7 + 2
2	7	9 = 2 + 7
3	6	9 = 3 + 6
6	3	9 = 6 + 3
5	4	9 = 5 + 4
4	5	9 = 4 + 5

Zahl 10

10		Heft
10		10 = 10 + 0
10		10 = 0 +10
9	1	10 = 9 + 1
1	9	10 = 1 + 9
8	2	10 = 8 + 2
2	8	10 = 2 + 8
7	3	10 = 7 + 3
3	7	10 = 3 + 7
6	4	10 = 6 + 4
4	6	10 = 4 + 6
5	5	10 = 5 + 5

Diese Zehnerzerlegung ist die wichtigste Zerlegung. Unser Zahlen-System ist ein Zehnersystem und beim Addieren bzw. Subtrahieren wird in der Regel zum Zehner ergänzt bzw. bis zum vorherigen Zehner weggenommen. Von daher sollte die Zehnerzerlegung besonders gut „sitzen“.

Nachdem sich Ihr nun Kind die Zahlzerlegung erarbeitet hat, gilt es jetzt, diese Zerlegung zu verinnerlichen. Dies geschieht zuerst einmal wieder mit den Cuisenairestäben. Sagen Sie eine Zahl von 1 – 10 vor und Ihr Kind soll die für diese Zahl notwendigen Zerlegungen mit den Stäben legen und anschließend in das Heft schreiben bei gleichzeitigem lauten Mitsprechen. Wenn Sie feststellen, dass Ihr Kind die Zerlegung mit den Stäben schon recht gut kann, versuchen Sie sich die Zerlegungen sagen zu lassen, ohne dass sie gelegt werden. Trotzdem werden sie aufgeschrieben und laut mitgesprochen. Gibt es hierbei die eine oder andere Schwierigkeit, soll Ihr Kind diese schwierigen Aufgaben legen.

Anhand der Lernkartei kann Ihr Kind diese Trainingseinheit vertiefen und verstärkt einüben.

3. Übungseinheit. Addition im Zahlenraum bis 10

Bei dieser Übung soll Ihr Kind die zuvor gelernte Zahlzerlegung anwenden. Stellen Sie dazu Additionsaufgaben aus den Zahlen bis 10, jedoch ohne Überschreitung der Zahl 10. Das Ergebnis sollte also nicht höher als 10 sein. Ihr Kind soll diese Aufgaben an Hand der Rechenstäbe legen und berechnen. Ist die Aufgabe gelöst, wird sie als Rechenaufgabe in das Übungsheft geschrieben. Wie immer soll Ihr Kind die Aufgabe laut mitsprechen.

Beispiel 1:
Sie stellen die Aufgabe *„3 + 4“.* Ihr Kind wiederholt die Aufgabe und nimmt anschließend den 3er-Stab, legt ihn vor sich hin, nimmt den 4er-Stab und legt ihn rechts an den 3er-Stab an.

3	4

Jetzt sucht Ihr Kind den Stab, der genau unter die beiden Stäbe passt und legt ihn darunter.

3	4
7	

Es sagt: *„Die Zahl 7 kann ich in die Zahlen 3 und 4 zerlegen."*
Anschließend schreibt es die Aufgabe in das Übungsheft und spricht die Aufgabe gleichzeitig laut mit.

Heft: 3 + 4 = 7 *„3 plus 4 gleich sieben"*

Beharren Sie hierbei nicht auf das Wort „plus". Dies kann für Ihr Kind noch relativ abstrakt sein und deshalb auch nur schwer verständlich. Verwenden Sie in diesem falle das Wort „und".

Beispiel 2:
Trainer stellt die Aufgabe: *„5 + 3"*.
Schüler wiederholt die Aufgabe, nimmt den 5er-Stab, legt ihn hin und legt danach den 3er-Stab an den 5er-Stab an. Es wird nun der Stab gesucht, der genau darunter passt.

<table>
<tr><td>5</td><td>3</td></tr>
<tr><td colspan="2">8</td></tr>
</table>

Schüler sagt: *„Die Zahl 8 kann ich in die Zahlen 5 und 3 zerlegen"*
Die Aufgabe wird bei gleichzeitigem Mitsprechen in das Heft geschrieben.

Heft: 5 + 3 = 8 *„5 plus 3 gleich 8"*

Üben Sie dies so lange, bis Sie feststellen, dass die Zerlegung der Zahlen 1 – 10 und das Addieren im Zahlenraum bis 10 beherrscht werden.
Anhand der Lernkartei kann Ihr Kind diese Trainingseinheit vertiefen und verstärkt einüben.

4. Übungseinheit: Subtraktion im Zahlenraum bis 10

Auch die Subtraktion im Zahlenraum bis 10 ist ein Anwenden der zuvor in der 2. Übungseinheit geübten Zahlzerlegung.

Beispiel 1
Sagen Sie Ihrem Kind die Aufgabe *„6 – 4"* und Ihr Kind soll Sie wiederholen. Es soll nun die Zahl 6 als Rechenstab legen.

6

Anschließend wird die Zahl 4 rechtsbündig auf den 6er-Stab gelegt.

	4

Wegnehmen heißt zuerst einmal den Stab abdecken. Ihr Kind soll nun überlegen, welcher Stab fehlt, um die Zerlegung der Zahl 6 zu erreichen. Es wird wissen, dass es dazu den 2er-Stab braucht. Wenn nicht, wird es dies durch Probieren heraus bekommen. Diesen legt es links an den 4er-Stab an.

2	4

Jetzt ist die Zerlegung der Zahl 6 geschafft, wenn die Zahl 4 schon vorhanden ist. Als nächstes soll Ihr Kind den 4er-Stab und den 6er-Stab (weg)nehmen.

2

Es stellt fest: Der 2er-Stab bleibt übrig. Ihr Kind sagt nun: *„Wenn ich von der Zahl 6 die Zahl 4 wegnehmen, bleibt die Zahl 2 übrig.“*
Wichtig hierbei ist, dass Ihr Kind sich überlegt, in welche beiden Zahlen es die Zahl 6 zerlegen kann, wenn die Zahl 4 schon da ist.
Die Aufgabe wird bei gleichzeitigem Mitsprechen in das Heft geschrieben.

Heft: 6 – 4 = 2 *„Sechs minus vier gleich zwei.“*

Falls das Wort „minus“ eventuell noch zu abstrakt ist, sollte es in diesem Fall vermieden werden. Sprechen Sie dann von „weniger“.

Beispiel 2:
Sie stellen die Aufgabe *„9 – 5“*. Ihr Kind wiederholt die Aufgabe laut und legt den 9er-Stab hin und den 5er-Stab rechtsbündig darauf.

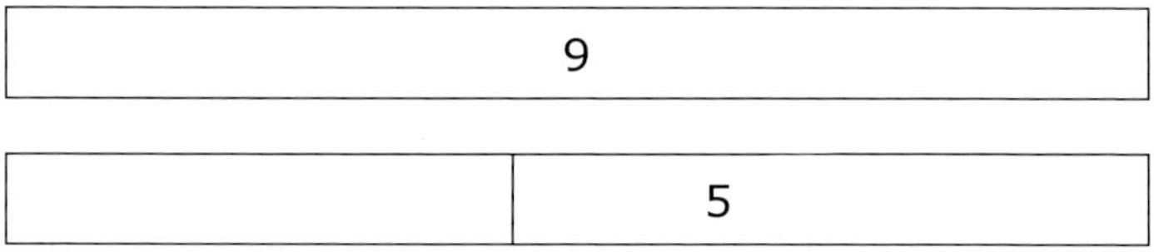

Nun soll überlegt werden, welcher Rechenstab fehlt, damit die Zerlegung der Zahl 9 stimmt. Der 4er-Stab wird links an den 5er-Stab gelegt.

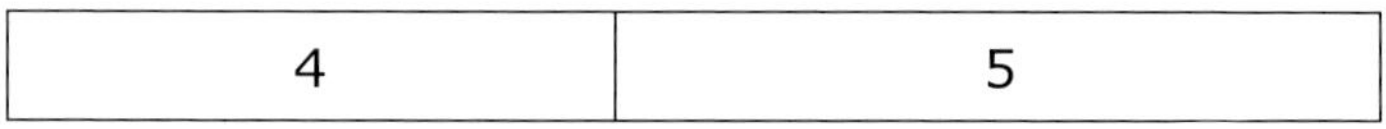

Nun wird der 5er- und der 9er-Stab weggenommen, übrig bleibt der 4er-Stab:

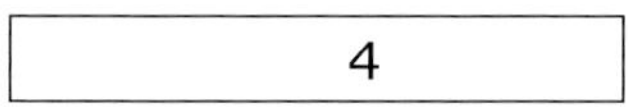

Ihr Kind sagt: *„Wenn ich von der Zahl 9 die Zahl 5 wegnehmen, bleibt die Zahl 4 übrig."*
Die Aufgabe wird bei gleichzeitigem Mitsprechen in das Heft geschrieben.

Heft: 9 – 5 = 4 *„Neun minus fünf gleich vier."*

Üben Sie dies so lange, bis Sie feststellen, dass das Subtrahieren im Zehnerraum beherrscht wird. Anhand der Lernkartei kann Ihr Kind diese Trainingseinheit vertiefen und verstärkt einüben.

5. Übungseinheit: Rechnen im Zahlenraum bis 100 ohne Zehnerüberschreitung über Addition und Subtraktion

Ab dieser Übungseinheit sollten Sie nun die weiter oben beschriebene Holzplatte bzw. das Papier mit dem Quadrat 10 cm x 10 cm benutzen. Erklären Sie Ihrem Kind, dass beim Legen der Stäbe diese nicht über den Rand des Quadrates herausragen dürfen. Andererseits müssen die Reihen immer vom linken bis zum rechten Rand voll belegt sein, bis auf die letzte Reihe. Es darf also

höchstens eine Reihe geben, die nicht vollständig ist und diese **muss** die unterste sein.
Mit dieser nun folgenden Übungseinheit soll das bis jetzt Gelernte auf den Zahlenraum bis 100 übertragen werden. Wichtig ist bei diesen Aufgaben, dass weder eine Zehnerüberschreitung noch eine Zehnerunterschreitung stattfindet. Gerechnet werden sollen solche Aufgaben wie *„43 + 15"*, *„22 + 23"*, *„47 – 24"* oder *„35 – 12"*. Hierbei können Sie die Additions- und Subtraktionsaufgaben beim Üben vermischen. Die Einführung in die Rechenstäbe sollte aber getrennt erfolgen. Erklären Sie zuerst die Additions- und danach die Subtraktionsaufgaben.

a) Addition
Beispiel 1
Sie sagen Ihrem Kind die Aufgabe *„22 + 15"* und Ihr Kind wiederholt sie. Anschließend wird die Aufgabe auf das 10er-Quadrat gelegt. Dazu wird zuerst die Zahl 22 gelegt. Anschließend wird die Zahl 15 dazu gelegt, indem der 10er Stab unter die andern 10er Stäbe gelegt wird. Dies soll bewusst machen, dass zu der ersten Zahl (22) zuerst die 10er addiert werden (22 + 10) und dann die Einer (22 +10 = 32; 32 + 5 = 37). Dadurch rückt der 2er-Stab eine Zeile tiefer. Nun wird der 5er-Stab rechts an den 2er-Stab angelegt.

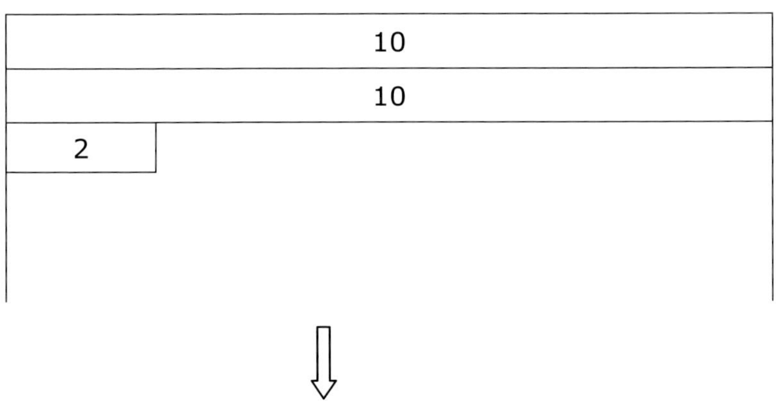

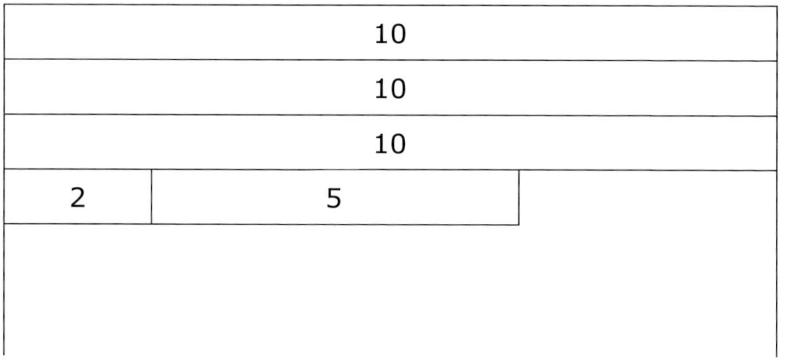

Ihr Kind zählt nun die 10er Stäbe zusammen (30) und den 2er und den 5er Stab (7), da 2 und 5 die Zerlegung von 7 ist. Das Ergebnis ist 37.
Die Aufgabe wird bei gleichzeitigem Mitsprechen in das Heft geschrieben.

Heft: 22 + 15 = 37 *„Zweiundzwanzig plus fünfzehn gleich siebenunddreißig".*

Beispiel 2
Sie stellen die Aufgabe: *„13 + 36"*.ihr Kind wiederholt die Aufgabe laut und legt die 13 auf das 10er-Quadrat.

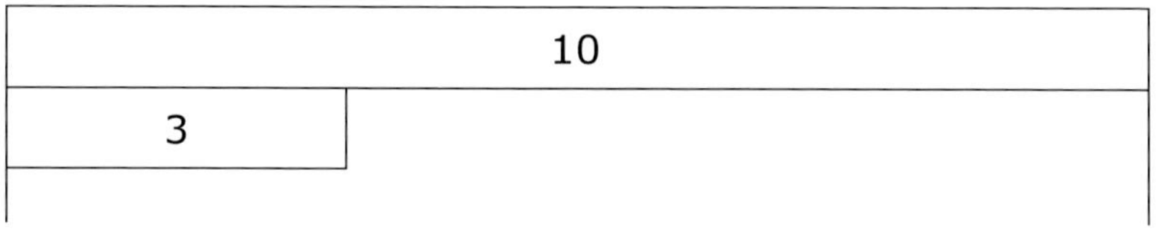

Die Zahl 36 wird in Form der Rechenstäbe dazu gelegt, also 10er-Stab unter 10er-Stab, 6er-Stab rechts an den 3er-Stab.

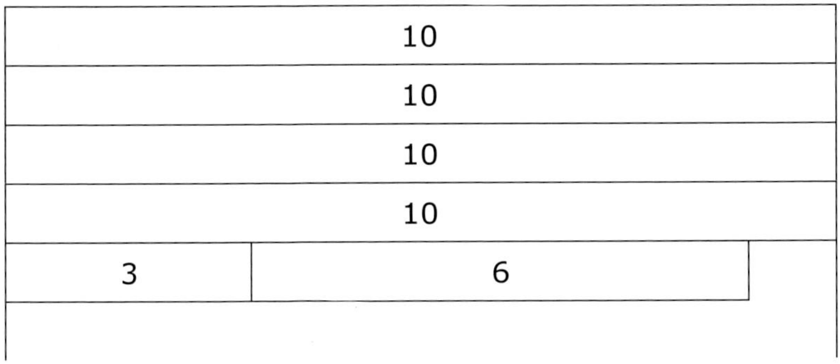

Ihr Kind zählt nun die 10er-Stäbe zusammen und sagt: *„Es sind vier 10er-Stäbe. Das ergibt 40. Der 3er- und der 6er-Stab sind zusammen 9, denn 3 und 6 ist die Zerlegung von 9. Das Ergebnis ist 49."* Die Aufgabe wird bei gleichzeitigem Mitsprechen in das Heft geschrieben.

Heft: 13 + 36 = 49 *„Dreizehn plus sechsunddreißig gleich neunundvierzig."*

b) Subtraktion

Beispiel 1

Sie sagen Ihrem Kind die Aufgabe *„39 – 15"* und Ihr Kind wiederholt sie. Anschließend wird nur die erste Zahl auf das 10er-Quadrat gelegt.

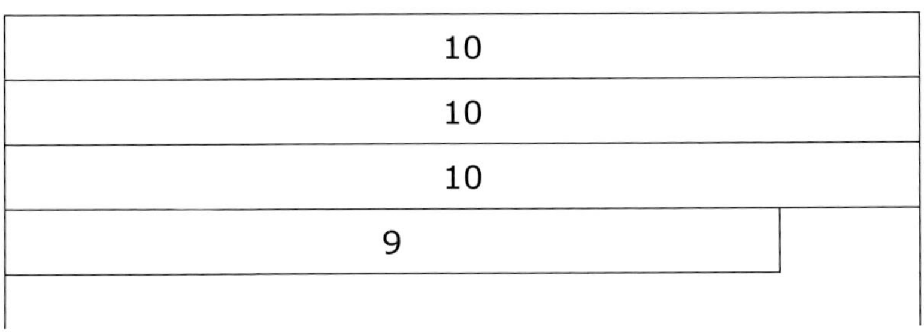

Jetzt geht es um das „Wegnehmen". Es soll von 39 die 15 weggenommen werden. Deshalb wird nun von den drei 10er-Stäben ein 10er-Stab weggenommen. Dies geschieht, indem der obere entfernt wird. Man kann natürlich auch den unteren wegnehmen lassen. In diesem Fall sollte natürlich der 9er Stab an den unteren 10er Stab angelegt werden.

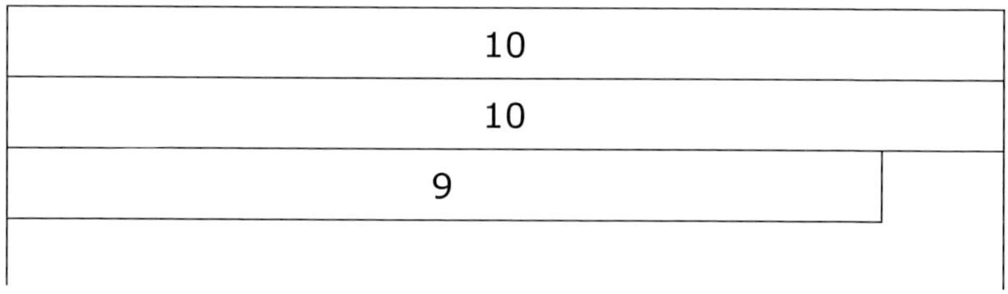

Jetzt muss nur noch die 5 weggenommen werden. Dies geschieht durch das Auflegen des 5er-Stabes rechtsbündig auf den 9er-Stab.

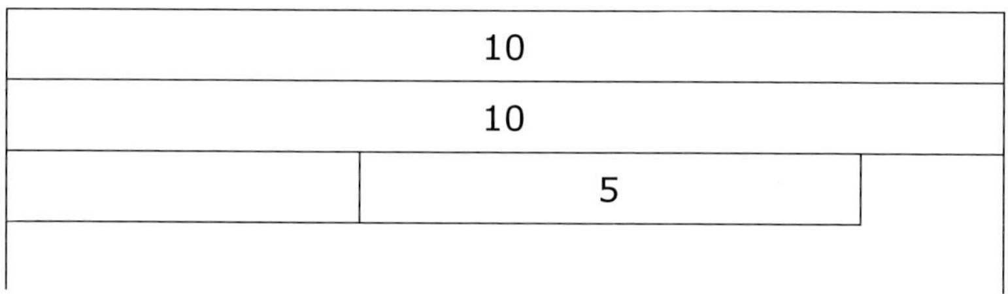

Auf Grund der Zahlzerlegung weiß Ihr Kind, dass ein 4er Stab übrig ist.

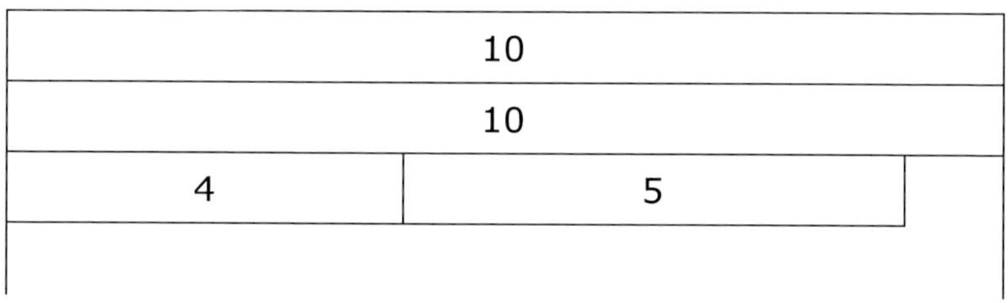

Es nimmt den 5er- und den 9er-Stab weg und übrig bleibt linksbündig der 4er-Stab

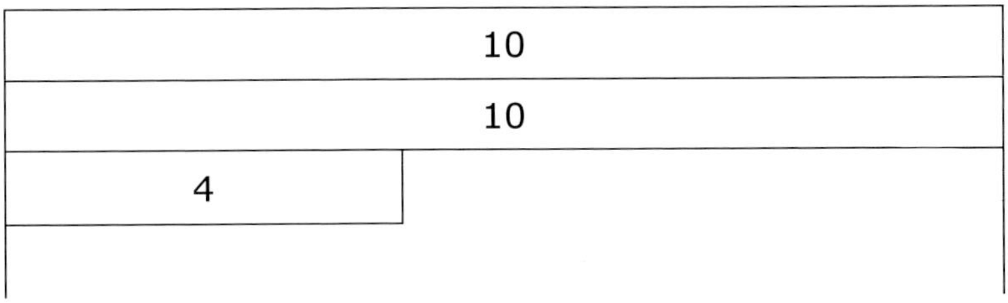

Damit ist das Ergebnis klar, nämlich 24. Ihr Kind sagt das Ergebnis und schreibt die Aufgabe bei gleichzeitigem Mitsprechen in das Heft.

Beispiel 2
Sie stellen die Aufgabe: *„48 – 23"*, Ihr Kind wiederholt sie und legt die erste Zahl in das Zehnerquadrat.

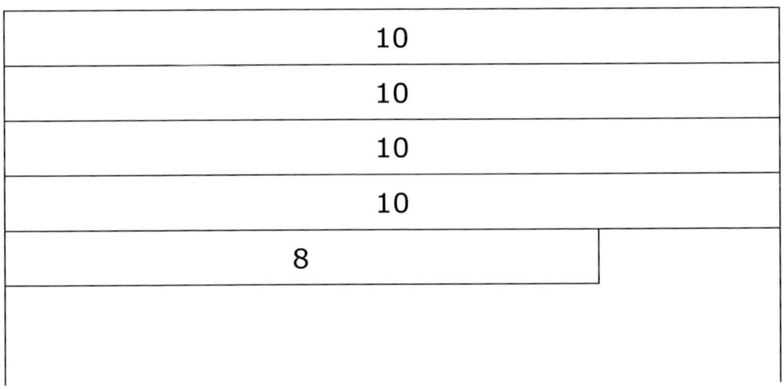

Nun werden als nächstes die zwei 10er-Stäbe weggenommen.
Ihr Kind sagt: *„Ich nehme zuerst die zwei 10er-Stäbe weg."*

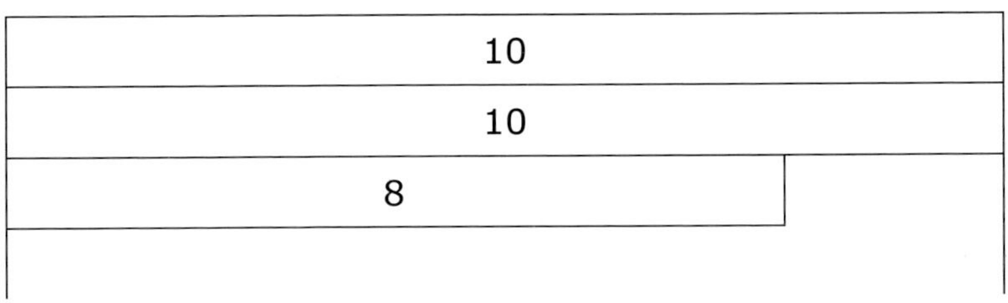

„Nun muss ich noch die 3 wegnehmen."
Der 3er-Stab wird auf den 8er-Stab rechtsbündig gelegt.

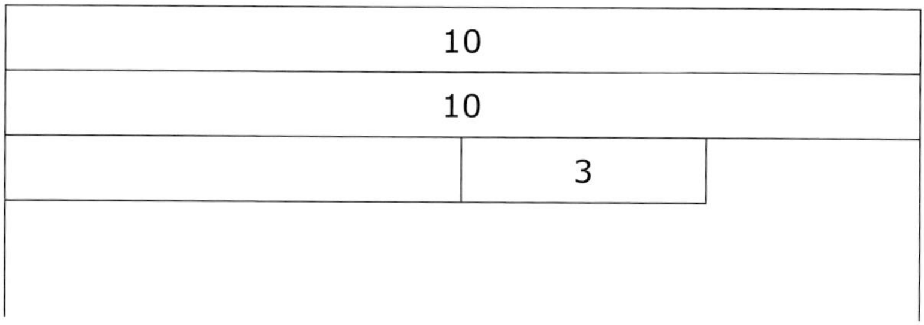

Anschließend wird der 3er- und der 8er-Stab entfernt.

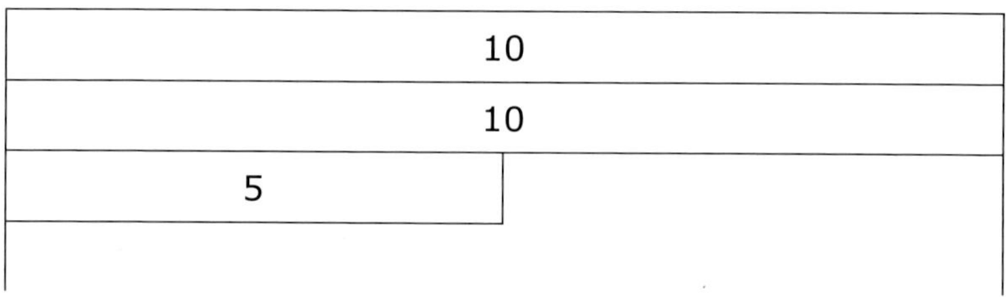

Ihr Kind erkennt, dass noch 5 von dem 8er-Stab übrig bleiben und sagt: *„Wenn ich von acht die drei wegnehme, bleiben noch fünf übrig, denn fünf und drei sind die Zerlegung von acht."*
Die Aufgabe wird bei gleichzeitigem Mitsprechen in das Heft geschrieben.
Heft: 48 - 23 = 25 *„Achtundvierzig minus dreiundzwanzig gleich fünfundzwanzig."*

Beide Aufgabentypen werden, wenn Ihr Kind das Schema verstanden hat, gleichzeitig geübt. Üben Sie dies so lange, bis sie feststellen, dass das Rechnen im Zahlenraum bis 100 ohne Zehnerüberschreitung beherrscht wird. Anhand der Lernkartei kann Ihr Kind diese Trainingseinheit vertiefen und verstärkt einüben.

6. Übungseinheit: Zehnerüberschreitung

Bei der Zehnerüberschreitung geht es um das Ergänzen zur Zahl 10. Die Aufgabe *„6 + 7"* bedeutet, es soll zuerst auf 10 ergänzt werden und anschließend noch die 3 addiert werden.

Beispiel 1

Sie stellen die Aufgabe *„6 + 7"* und Ihr Kind wiederholt sie.
Es legt zuerst den 6er-Stab auf das 10er-Quadrat linksbündig an. Anschließend nimmt es den 7er-Stab und legt ihn rechts an den 6er- Stab an.

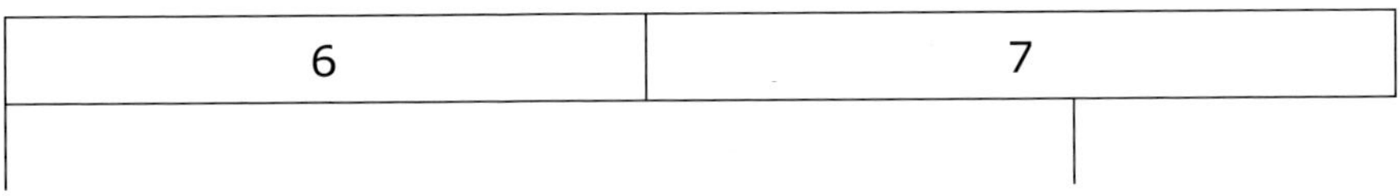

Weisen Sie Ihr Kind nun daraufhin, dass einerseits die Ränder nicht überschritten werden dürfen, dass aber andererseits die Reihe voll belegt sein muss. Ihr Kind wird nun eventuell den Vorschlag bringen, den 7er-Stab zu zerbrechen, abzusägen, oder ähnliches. Greifen Sie diese Idee auf und machen aber gleichzeitig Ihrem Kind bewusst, dass in diesem Fall der 7er-Stab kaputt sei und man könne ihn nicht mehr als 7er-Stab benutzen und dies sei doch sehr schade. Fragen Sie in welche zwei Teile der 7er-Stab zerlegt werden kann, um den Platz bis zum Rand aufzufüllen.
Sollte Ihr Kind nicht auf die Idee kommen, den 7er-Stab in einen 4er-Stab und einen 3er-Stab zu zerlegen, können Sie über den oberen Rand des Quadrates einen 10er-Stab legen. Jetzt sollte Ihr Kind erkennen, dass es den 7er-Stab durch einen 4er-Stab und einen 3er-Stab ersetzen muss.

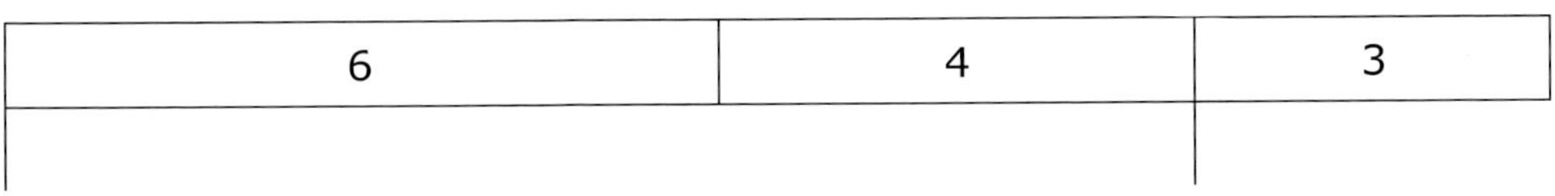

Es wird den 4er-Stab rechts an den 6er-Stab legen und den 3er-Stab an den linken Rand des Quadrates unterhalb des 6er-Stabes legen.

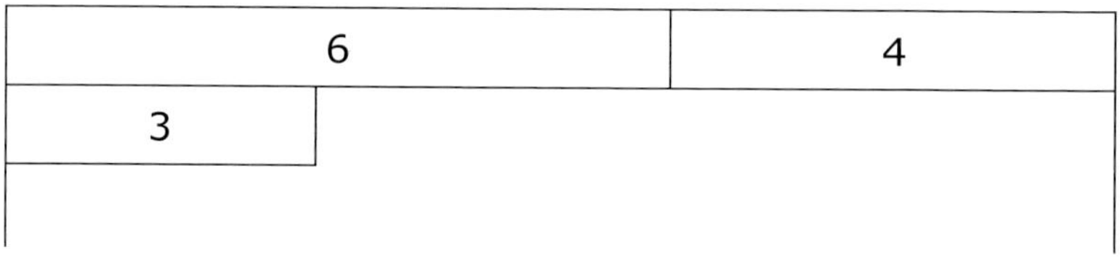

Ihr Kind soll nun das Gelegte noch einmal mit eigenen Worten ausdrücken.
„Wenn ich zu der Zahl 6 die Zahl 7 dazunehmen soll, muss ich zuerst zum 10er ergänzen. Bis zum 10er fehlen mir noch 4, denn 6 und 4 ergibt 10. Da ich die Zahl 7 in 4 und 3 zerlegen kann, muss ich nur noch die 3 und die 10 zusammenzählen. Dies ergibt 13."
Anschließend wird die Aufgabe bei gleichzeitigem Mitsprechen in das Heft geschrieben.

Beispiel 2
Sie sagen die Aufgabe *„5 + 8"*. Ihr Kind wiederholt die Aufgabe laut und legt sie in das 10er-Quadrat.

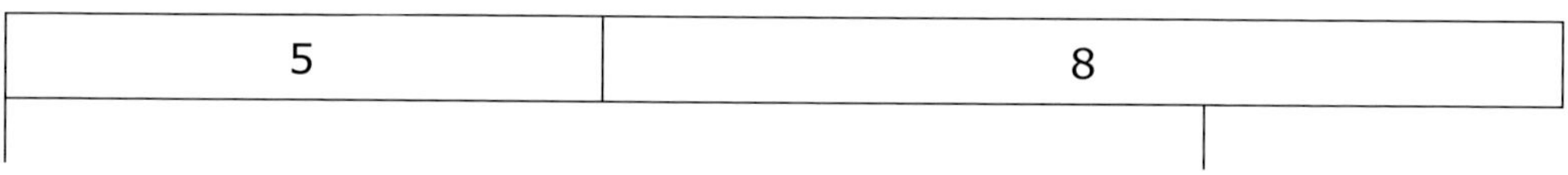

Der 8er-Stab wird in einen 5er- und einen 3er-Stab zerlegt und gelegt.

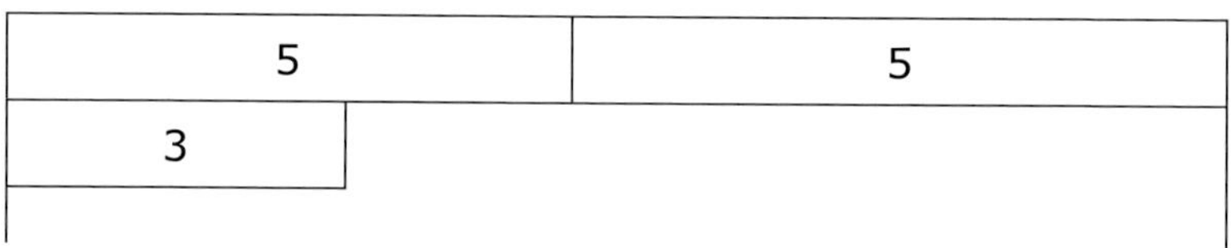

Ihr Kind sagt: *„Wenn ich zu der Zahl 5 die Zahl 8 dazu zählen will, muss ich zuerst zum 10er ergänzen. Bis zum 10er fehlen mir noch 5, denn 5 und 5 ergibt 10. Die 8 kann ich in 5 und 3 zerlegen, wenn ich die 5 schon habe. Jetzt muss ich nur noch 10 plus 3 rechnen. Dies ergibt 13."*

Anschließend wird die Aufgabe bei gleichzeitigem Mitsprechen in das Heft geschrieben.

Heft: 5 + 8 = 13 *„Fünf plus acht gleich 13."*

Arbeiten Sie auch hier wieder solange mit den Cuisenairestäben, bis das Ergänzen zum 10er verstanden wird. Nun diktieren Sie weitere Aufgaben, die in das Übungsheft geschrieben und laut gerechnet werden.
Sie sagen: „*7 + 5* „, Ihr Kind wiederholt die Aufgabe und schreibt sie in das Heft. Anschließend rechnet es laut vor:
„Wenn ich 7 und 5 zusammen zählen will, muss ich zuerst von der 7 zum 10er ergänzen. Es fehlen 3. Die Zahl 5 kann ich in die Zahlen 3 und 2 zerlegen. Da ich die 3 schon genommen habe, bleibt die 2 noch übrig. Jetzt muss ich nur noch die 2 zu der 10 dazuzählen und ich erhalte 12."
Anhand der Lernkartei kann ihr Kind diese Trainingseinheit vertiefen und verstärkt einüben.

7. Übungseinheit: Zehnerunterschreitung

In dieser Übungseinheit soll Ihr Kind lernen, durch Subtraktion den Zehner zu unterschreiten. Das heißt, es soll lernen, z.B. die Aufgabe „14 – 6" zu rechnen. Auch hierfür ist das Beherrschen der Zahlzerlegung wieder die Voraussetzung. Um die Aufgabe „14 – 6" berechnen zu können, muss zuerst die 4 weggenommen werden und anschließend noch die 2, d.h. die Zahl 6 muss in die Zahlen 4 und 2 zerlegt werden. Anhand der Cuisenairestäbe wird dies Schema wieder eingeübt.
Sie stellen die Aufgabe „14 - 6", Ihr Kind spricht sie laut nach und legt die Zahl 14 auf das 10er-Quadrat.

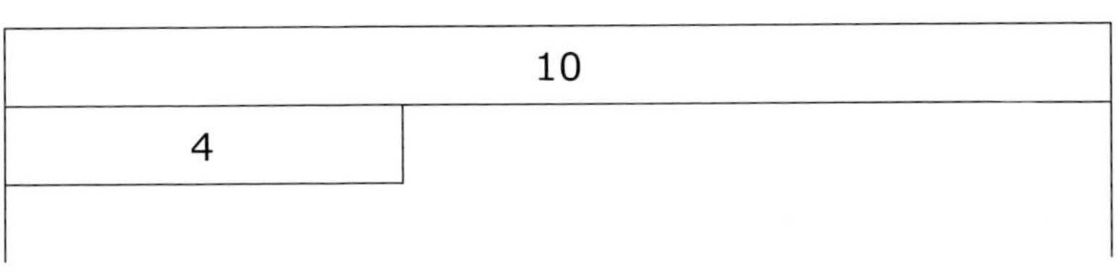

Anschließend wird der 6er-Stab auf den 4er-Stab gelegt.

Ihr Kind sieht, dass der 6er-Stab über den 4er-Stab hinausragt.

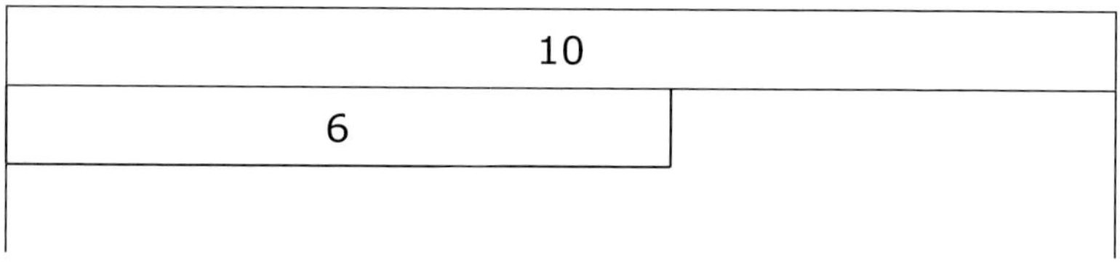

Da dies aber nicht sein darf, muss der 6er-Stab in einen 4er- und einen 2er-Stab zerlegt werden.

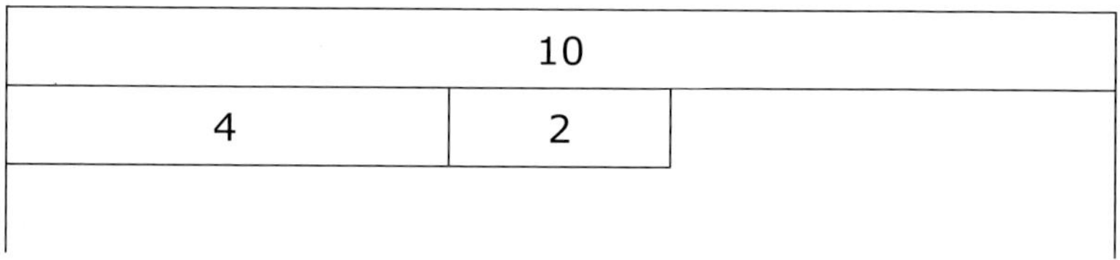

Jetzt kann Ihr Kind den 4er-Stab wegnehmen und den übriggebliebenen 2er-Stab rechtsbündig auf den 10er-Stab legen.

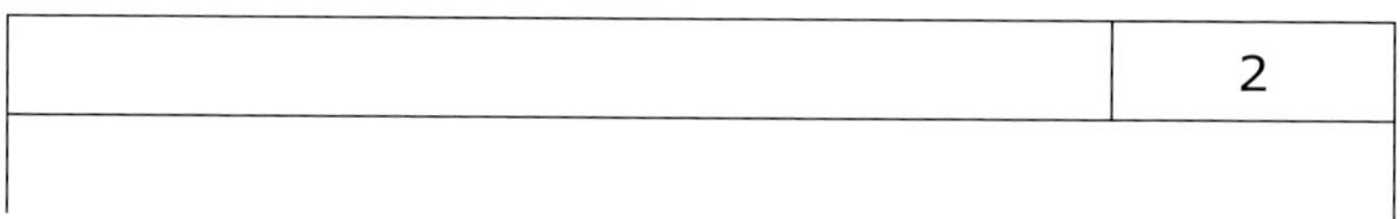

Es weiß, dass jetzt noch der 8er-Stab links an den 2er-Stab angelegt werden muss.

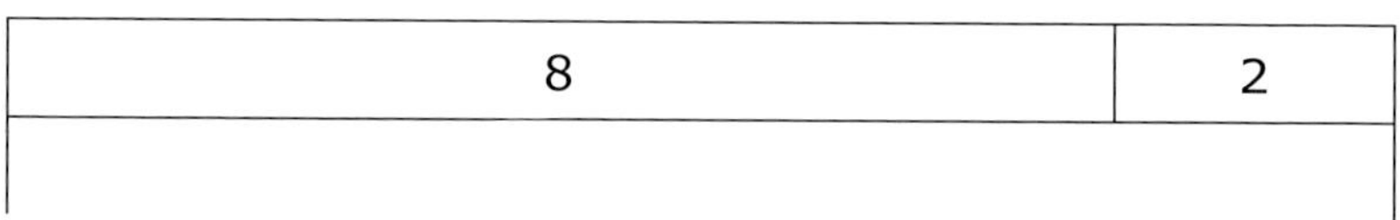

Nun nimmt es den 2er- und den 10er-Stab weg. Übrig bleibt der 8er-Stab.

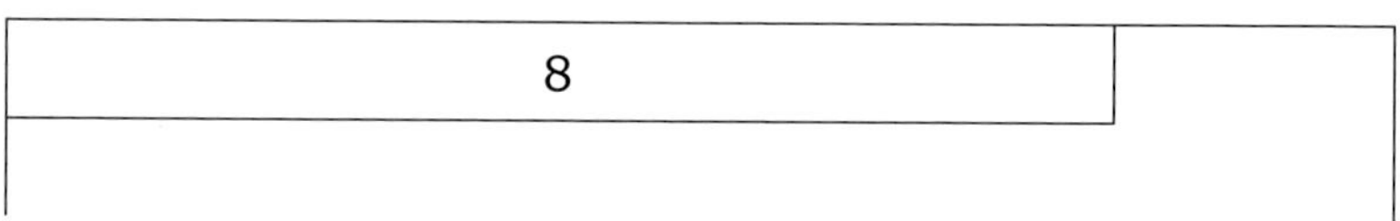

Wahrscheinlich wird das Kind das Ergebnis von 8 sofort wissen, da die Zehnerzerlegung schon verinnerlicht wurde. Ansonsten kann es den Rest des 10er-Stabes durch Auslegen herausbekommen. Anschließend wird die Aufgabe bei gleichzeitigem Mitsprechen in das Heft geschrieben.

Beispiel 2

Sie stellen eine weitere Aufgabe: *„15 – 8".* Ihr Kind wiederholt sie laut, legt die Zahl 15 auf das 10er-Quadrat

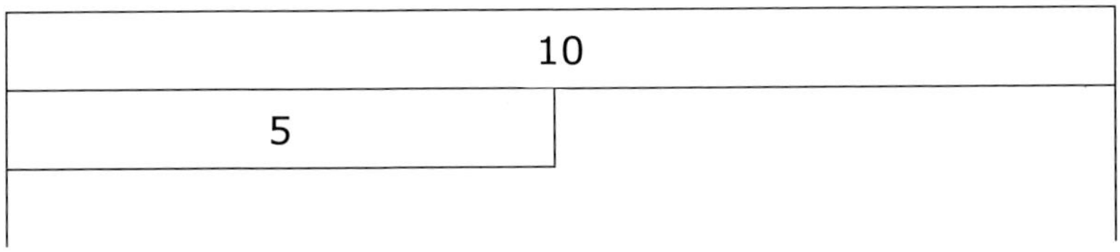

und sagt: *„Ich muss nun von der Zahl 15 die Zahl 8 wegnehmen"* Gleichzeitig legt es den 8er- auf den 5er-Stab.

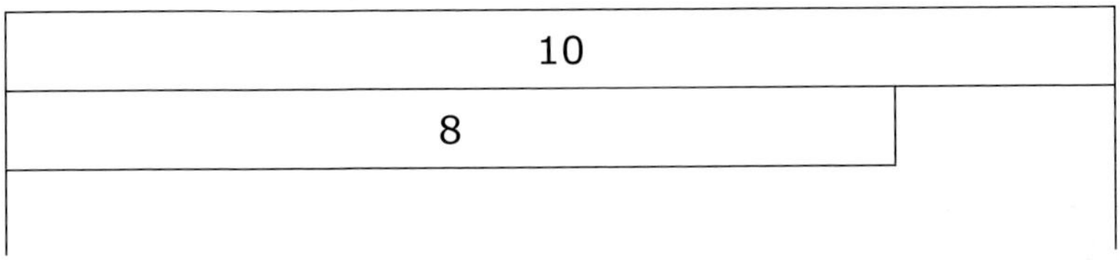

Kind: *„Der 8er-Stab ist länger, deshalb muss ich ihn zerlegen und zwar in einen 5er- und einen 3er-Stab.*

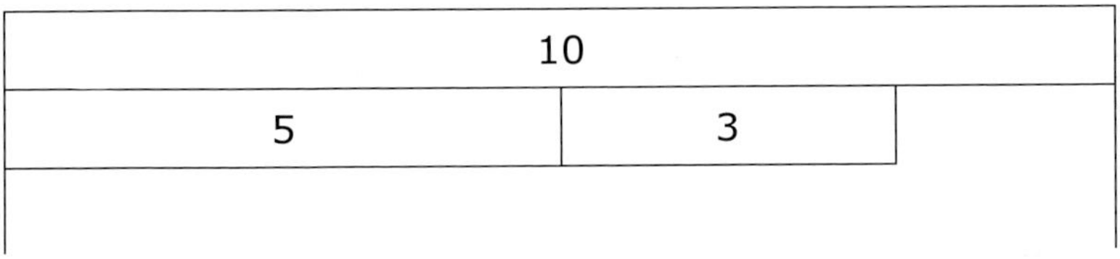

Jetzt kann es den 5er-Stab wegnehmen und den übriggebliebenen 3er-Stab rechtsbündig auf den 10er-Stab legen.

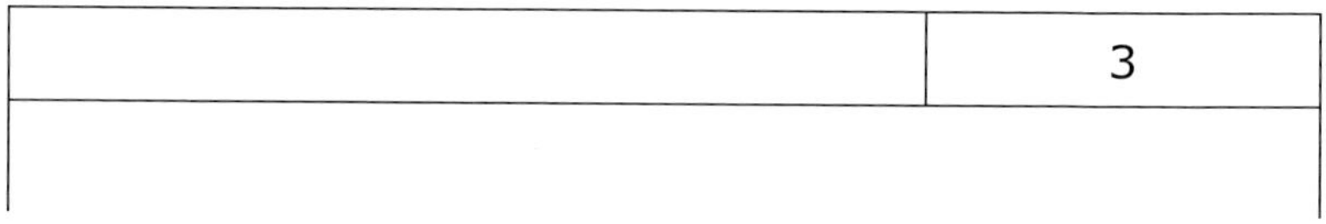

Es weiß, dass jetzt noch der 7er-Stab links an den 3er-Stab angelegt werden muss.

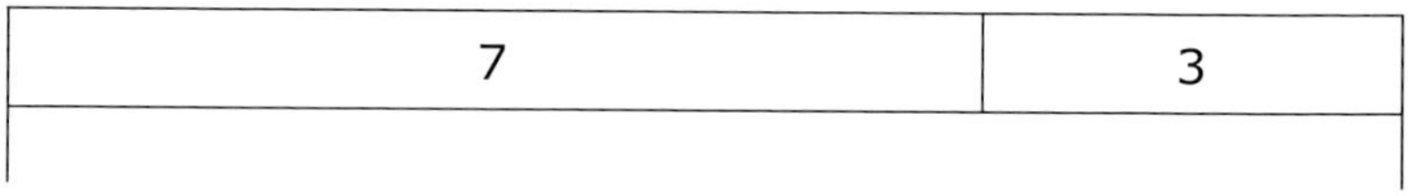

Jetzt kann es den 3er- und den 10er-Stab wegnehmen und übrig bleibt der 7er-Stab

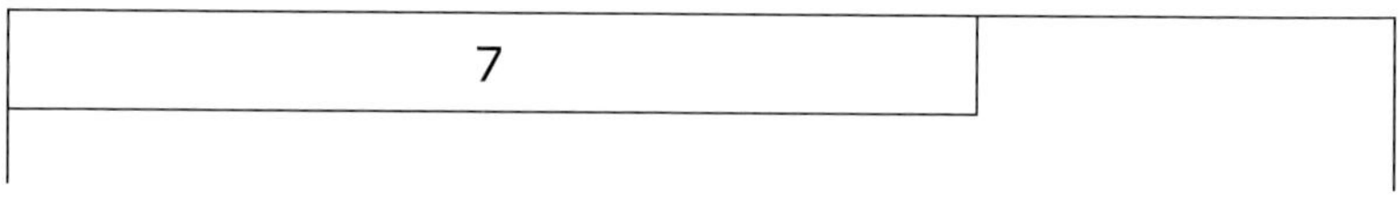

Anschließend wird die Aufgabe bei gleichzeitigem Mitsprechen in das Heft geschrieben.
Wenn Sie feststellen, dass Ihr Sohn/Ihre Tochter das Schema beherrscht, können Sie Aufgaben direkt ins Heft diktieren. Ihr Kind schreibt die Aufgabe hin und rechnet, indem es jeden einzelnen Schritt erklärt.
Anhand der Lernkartei kann Ihr Kind diese Trainingseinheit vertiefen und verstärkt einüben.

8. Übungseinheit: Zehnerübergang im Zahlenraum bis 100 mit Einerzahlen

Der Zehnerübergang wird in dieser 8. Übungseinheit auf den Zahlenraum bis 100 übertragen, wobei nur Einerzahlen addiert werden (45 + 8, 57 + 6, 28 + 4). Das Schema ist im Prinzip dasselbe wie bei der 6. Übungseinheit. Zuerst wird der 10er aufgefüllt und anschließend der Rest noch dazugezählt. Auch hier ist es sinnvoll, auf die Cuisenairestäbe zurückzugreifen, sofern Ihr Kind das abstrakte Rechnen noch nicht so gut beherrscht.

Beispiel 1
Sie stellen die Aufgabe: *„36 + 7"*
Ihr Kind wiederholt sie laut und legt die Zahl 36 mit den Cuisenairestäben auf das 10er-Quadrat.

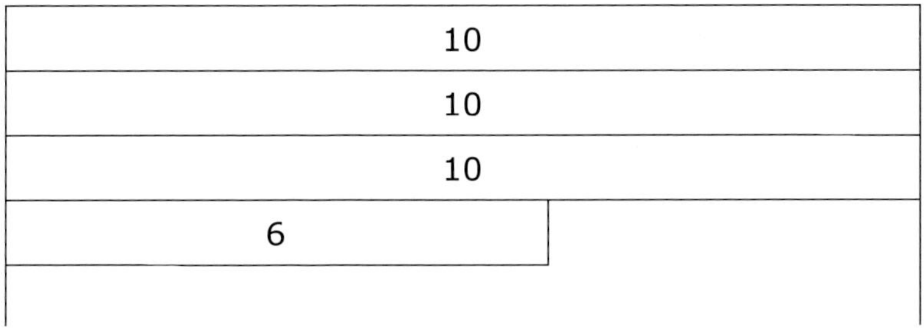

Der 7er- wird an den 6er- Stab angelegt.

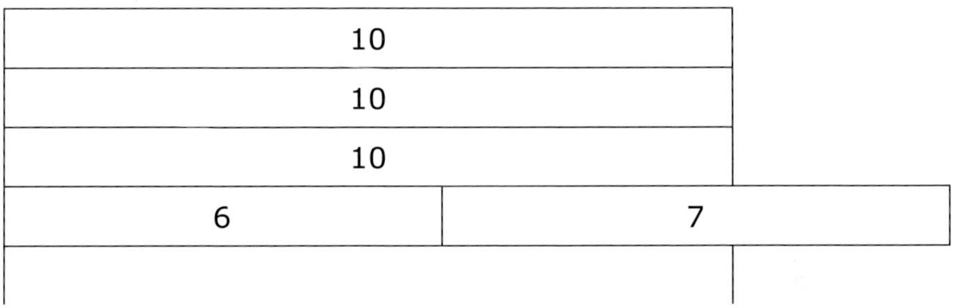

Da er über den Rand herausragt, muss er aufgeteilt werden in einen 4er- und einen 3er-Stab. Der 4er-Stab wird an den 6er-Stab gelegt und der 3er-Stab unter den 6er-Stab.

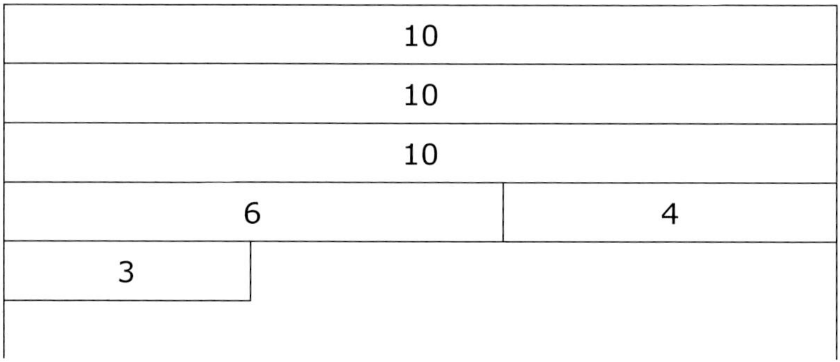

Ihr Kind sagt das Ergebnis (43) und schreibt es bei gleichzeitigem Mitsprechen in das Heft

Beispiel 2
Sie sagen die Aufgaben *„25 + 9"*, Ihr Kind wiederholt sie und legt sie in das Zehnerquadrat.

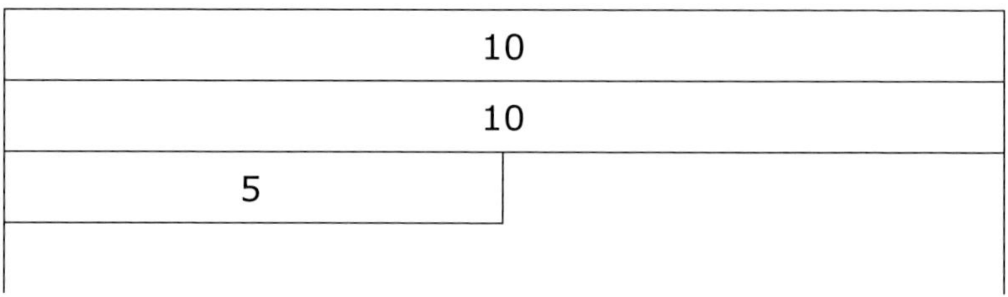

„Zu der Zahl 25 muss ich nun die Zahl 9 dazurechnen. Dazu muss ich den 9er-Stab rechts an den 5er-Stab anlegen.

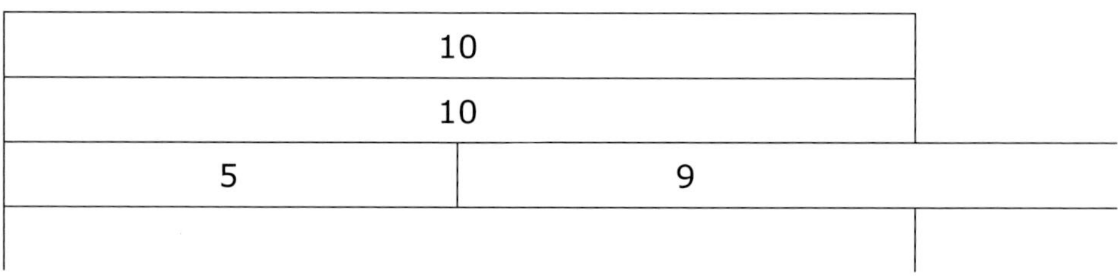

Da dieser aber zu lang ist, muss ich er in einen 5er- und einen 4er-Stab zerlegen werden.

Ihr Kind ersetzt den 9er-Stab durch einen 5er- und einen 4er-Stab, legt den 5er-Stab rechts an den anderen 5er-Stab an und den 4er-Stab linksbündig unter den ersten 5er-Stab.

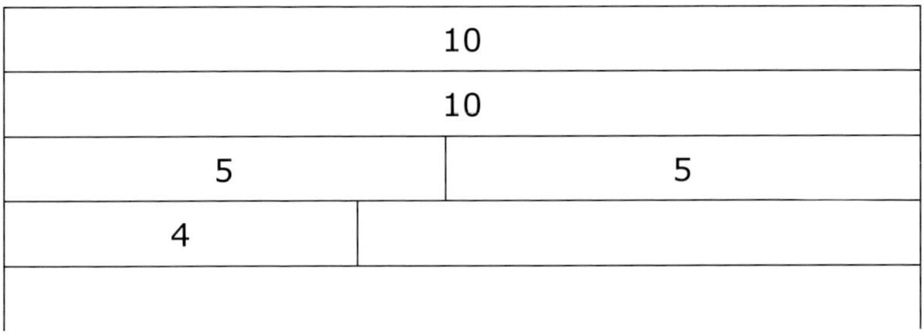

„Das Ergebnis ist 34."
Anschließend wird die Aufgabe bei gleichzeitigem Mitsprechen in das Heft geschrieben.
Wenn Sie feststellen, dass Ihr Kind mit den Rechenstäben sehr gut rechnet, und die Ergänzung zum nächsten 10er immer recht schnell findet, lassen Sie die Stäbe weg und diktieren Aufgaben in das Übungsheft.
Anhand der Lernkartei kann Ihr Kind diese Übungseinheit vertiefen und verstärkt einüben.

9. Übungseinheit: Zehnerunterschreitung im Zahlenraum bis 100 mit Einerzahlen

Das Erarbeiten und Begreifen der 9. Übungseinheit erfolgt wiederum über die Cuisenairestäbe. Es geht hierbei um das Unterschreiten eines Zehners durch Aufgaben wie: 45 – 8, 33 – 9, 61 – 7.

Beispiel 1
Sie sagen Ihrem Kind die Aufgabe laut vor: *„45 – 8"*.
Ihr Kind wiederholt sie laut und legt anschließend die Zahl 45 in Form der Rechenstäbe auf das 10er-Quadrat.

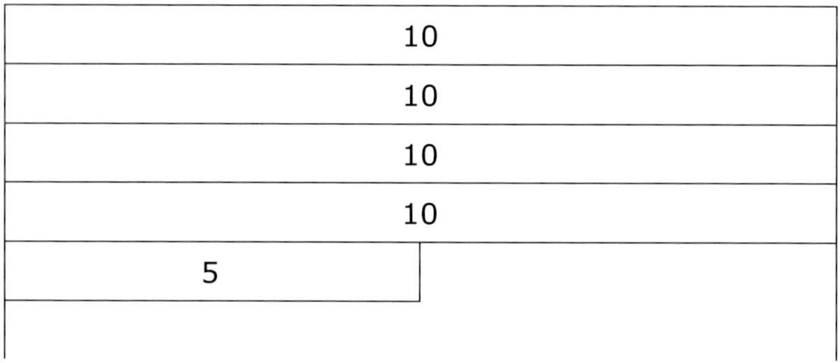

Da der nun wegzunehmende 8er-Stab länger als der 5er-Stab ist, erkennt Ihr Kind, dass es den 8er-Stab in einen 5er- und einen 3er-Stab zerlegen muss. Der eine 5er-Stab wird auf den anderen 5er-Stab und den 3er-Stab rechtsbündig auf den unteren 10er-Stab gelegt. Die beiden 5er-Stäbe werden entfernt.

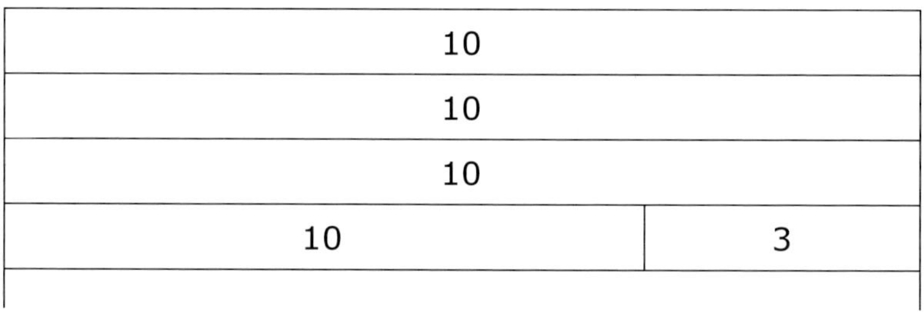

Es sieht nun, dass auf dem unteren 10er-Stab nur noch ein 7er-Stab passt. Den unteren 10er-Stab ersetzt es durch einen 3er- und einen 7er-Stab.

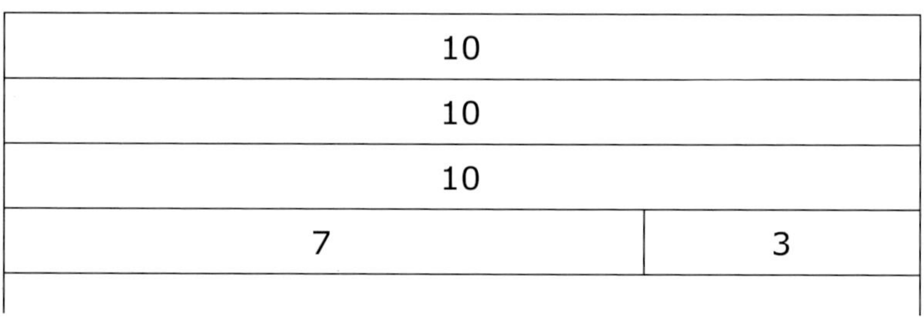

Es sagt das Ergebnis und schreibt es bei gleichzeitigem lautem Mitsprechen in das Heft.

Beispiel 2
Sie sagen die Aufgabe: *34 – 7*, Ihr Kind wiederholt die Aufgabe laut und legt sie auf das 10er-Quadrat.

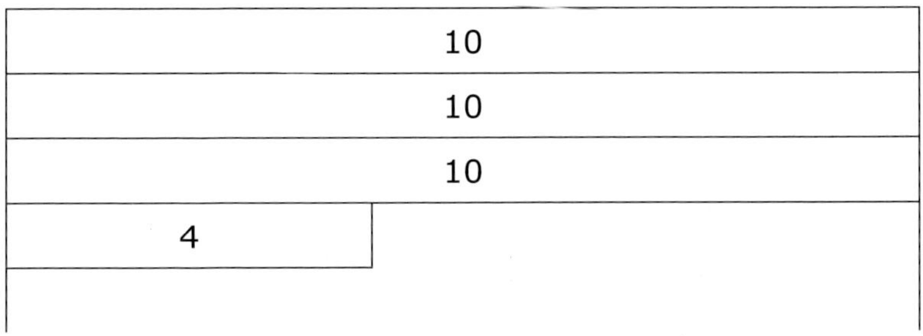

Ihr Kind erkennt, dass der 7er-Stab länger als der 4erStab ist und zerlegt den 7er-Stab in einen 4er-Stab und einen 3er-Stab. Der 4er-Stab wird auf den anderen 4er-Stab gelegt und der 3er-Stab rechtsbündig auf den unteren 10er-Stab.

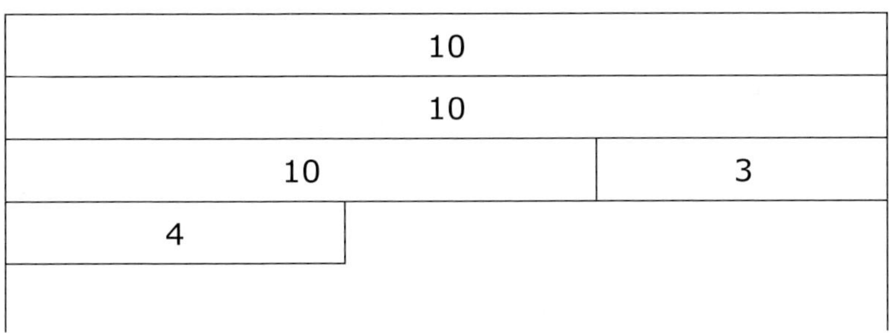

Ihr Kind erkennt, dass auf den 10er-Stab noch ein 7er-Stab passt und ersetzt den 10er- durch den schon vorhandenen 3er- und den 7er-Stab. Anschließend nimmt es die beiden 4er-Stäbe und den 3er-Stab weg und erklärt das Ergebnis.

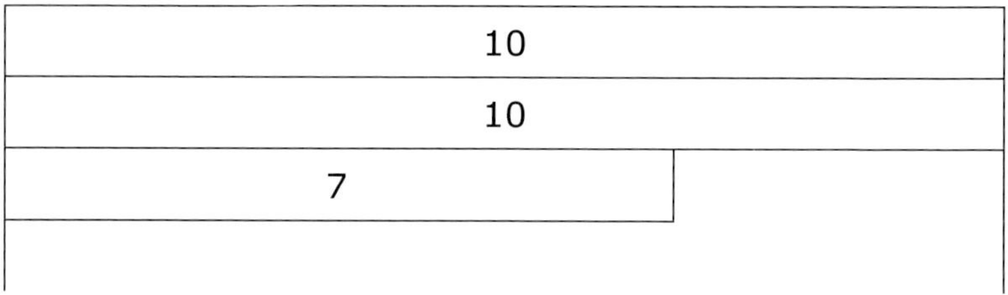

„Wenn ich von der Zahl 34 die Zahl 7 wegnehme, so muss ich zuerst von der Zahl 34 die Zahl 4 wegnehmen und anschließend noch die Zahl 3. 34 weniger 4 ergibt 30 und 30 weniger 3 ergibt 27."
Die Aufgabe wird bei gleichzeitigem Mitsprechen in das Heft geschrieben. Lassen Sie weitere Aufgaben legen, bis Sie feststellen, dass das Schema eingeübt ist. Diktieren Sie nun verschiedene Aufgaben in das Übungsheft.
Anhand der Lernkartei kann Ihr Kind diese Übungseinheit vertiefen und verstärkt einüben.

10. Übungseinheit: Zehnerüberschreitung im Zahlenraum bis 100 mit Zehnerzahlen

Das Anliegen dieser Übungseinheit ist das Addieren im Zahlenraum bis 100 mit Zehnerzahlen, als Aufgaben wie 25 + 17, 48 + 38 oder 54 + 28.

Beispiel 1
Sie sagen Ihrem Kind die Aufgabe vor (23 + 39) und Ihr Kind sagt sie nach. Anschließend wird die Zahl 23 wieder in Form der Rechenstäbe auf das 10er-Quadrat gelegt.

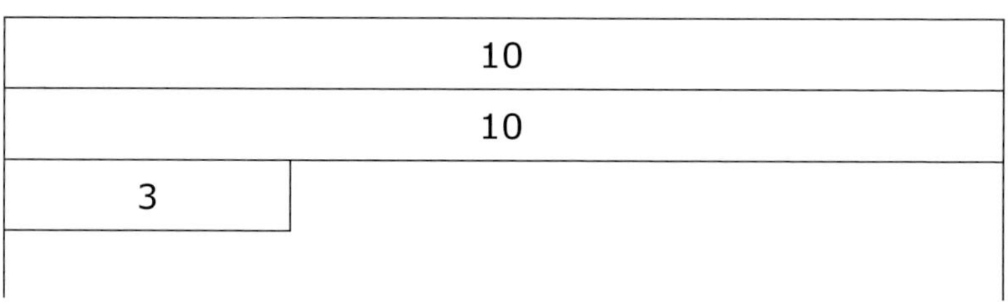

Zuerst werden jetzt die zwei 10er-Stäbe unten an die anderen 10er-Stäbe angelegt. Der 3er-Stab rutscht in die letzte Zeile.

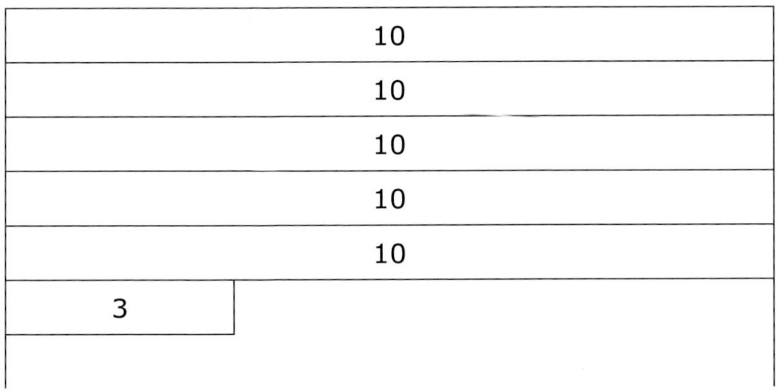

Dies soll wieder bewusst machen, dass zuerst die 10er dazugezählt werden (23 + 30) und dann die Einer (53 + 9).
Ihr Kind stellt fest, dass der 9er-Stab zu lang ist, um ihn an den 3er-Stab anlegen zu können. Also wird es den 9er-Stab in einen 7er-Stab und einen 2er-Stab zerlegen. Der 7er-Stab wird an den 3er-Stab angelegt und der 2er-Stab unterhalb des 3er-Stabes.

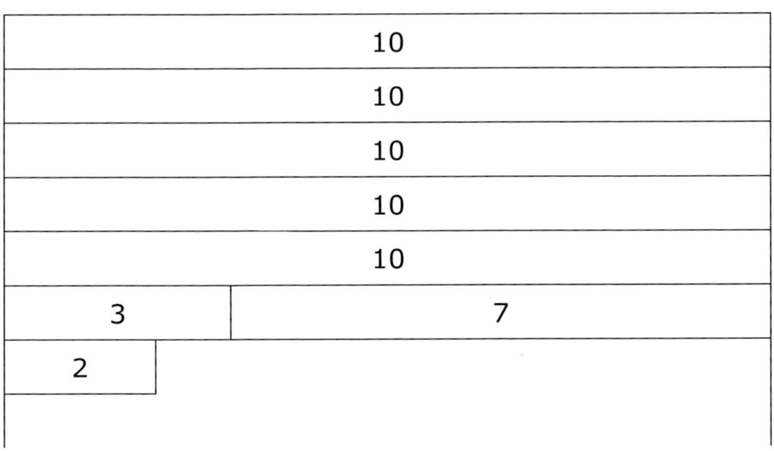

Es sagt das Ergebnis und schreibt es bei gleichzeitigem lautem Mitsprechen in das Heft.

Beispiel 2

Sie sagen wieder die Aufgabe: *„36 + 28"*, Ihr Kind wiederholt sie und legt sie in das Zehnerquadrat.

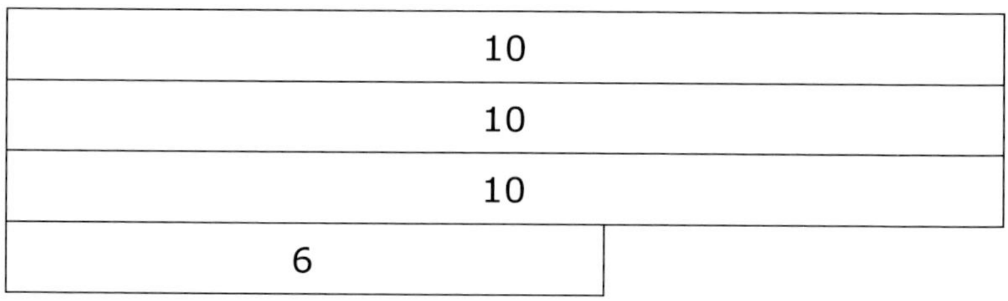

Ihr Kind nimmt die zwei 10er-Stäbe und legt sie unterhalb der schon liegenden 10er-Stäbe.

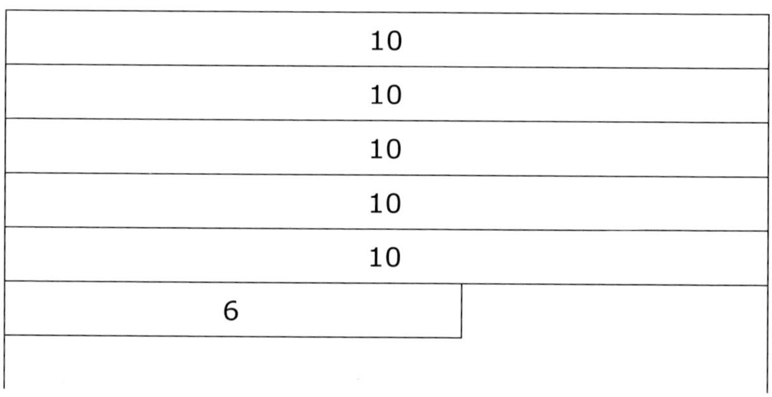

Der 8er-Stab ist zu lang und wird deshalb in zwei 4er-Stäbe zerlegt. Der eine 4er-Stab wird an den 6er-Stab angelegt, der andere 4er-Stab unterhalb des 6er-Stabes.

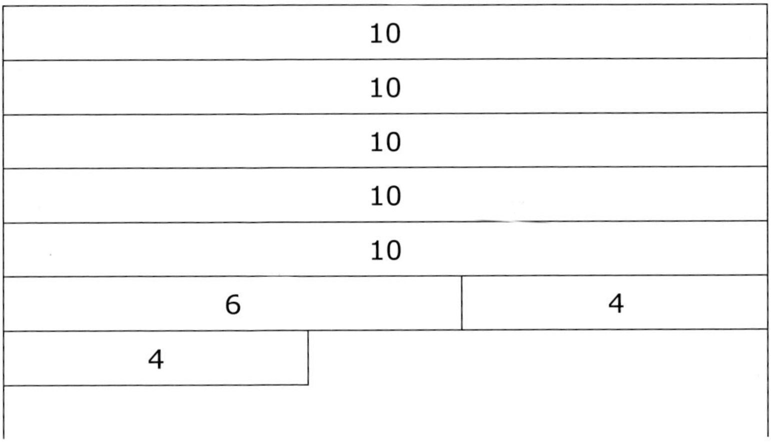

„Wenn ich zu der Zahl 36 die Zahl 28 dazuzähle, muss ich zuerst die 20 zu den 36 dazurechnen. Das ergibt 56. Anschließend ergänze ich bis 60. Dazu benötige ich 4. Die nehme ich mir von der 8. Es bleiben noch 4 übrig. Diese 4 zähle ich nun zu den 60 dazu und erhalte als Ergebnis 64."
Es werden weitere aufgaben gelegt, bis der Ablauf verstanden ist.
Anhand der Lernkartei kann Ihr Kind diese Trainingseinheit vertiefen und verstärkt einüben.

11. Übungseinheit: Zehnerunterschreitung im Zahlenraum bis 100 mit Zehnerzahlen

Es wird nun das Subtrahieren im Zahlenraum bis 100 mit Zehnerzahlen geübt. Auch hier ist es wichtig, zuerst die Zehner zu subtrahieren und anschließend die Einer.

Beispiel 1
Die Aufgabe wird dem Kind wieder gesagt (64 weniger 27) und das Kind wiederholt sie. Dann wird die Zahl 64 auf das Zehnerquadrat gelegt.

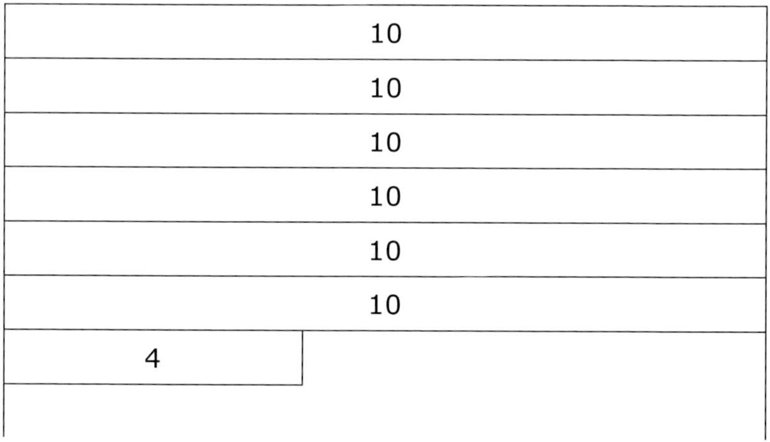

Nun soll die Zahl 27 weggenommen werden. Wegnehmen heißt abdecken. Deshalb werden die 2 Zehnerstäbe von der Zahl 27 auf die unteren 2 Zehnerstäbe der Zahl 64 gelegt. Diese doppelten Zehnerstäbe werden nun per Hand weggenommen, so dass jetzt nur noch 4 Zehnerstäbe daliegen. Der 4er-Stab wird unter den letzten 10er-Stab geschoben. Es liegt die Zahl 44 da. (64 - 20 = 44)

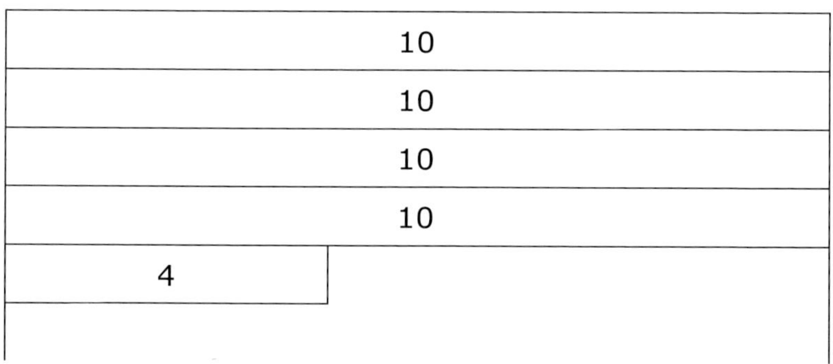

Nun muss noch die Zahl 7 subtrahiert werden. Dazu wird der 7er-Stab in einen 4er- und einen 3er-Stab zerlegt. Der 4er-Stab wird auf den schon liegenden 4er-Stab, der 3er-Stab rechtsbündig auf den untersten 10er-Stab gelegt.

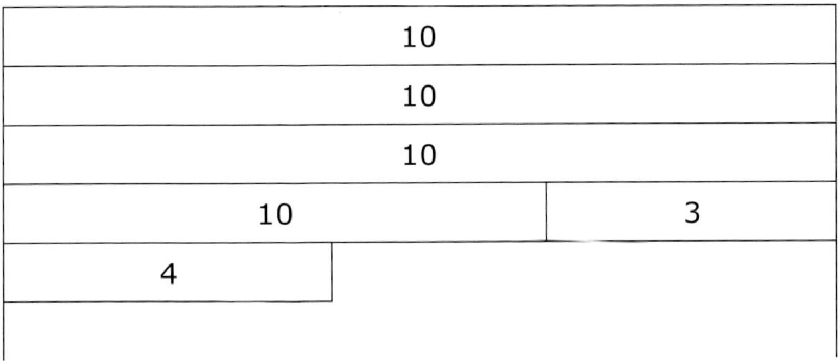

Ihr Kind erkennt nun, dass auf diesen 10er-Stab noch ein 7er-Stab passt. Sieht es dies nicht sofort, kann ihr Kind es durch Probieren herausfinden. Der 10er-Stab wird also in einen 3er-Stab und einen 7er-Stab zerlegt. Zuerst werden die beiden übereinanderliegenden 4er-Stäbe weggenommen und anschließend die beiden 3er-Stäbe. Übrig bleiben 37.

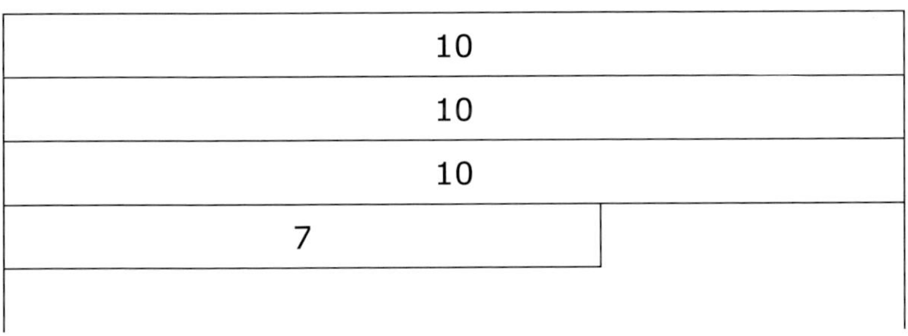

Das Ergebnis wird erklärt und die Aufgabe bei gleichzeitigem lautem Mitsprechen in das Übungsheft geschrieben.

Beispiel 2
Aufgabe: *53 – 38*. Die Aufgabe wird laut wiederholt und die Zahl 53 auf das Brett gelegt.

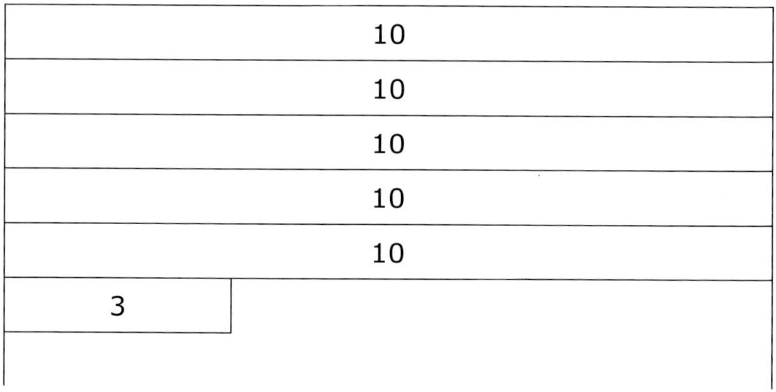

Die drei 10er-Stäbe werden auf die unteren drei 10er-Stäbe von 53 gelegt und anschließend weggenommen. Übrig bleiben noch 23.

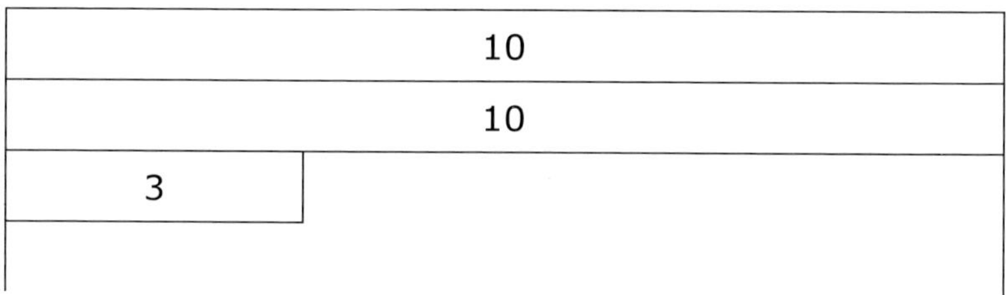

Da der 8er-Stab zu lang ist, wird er in einen 3er-Stab und einen 5er-Stab zerlegt. Der 3er-Stab wird auf den 3er-Stab und der 5er-Stab auf den untersten 10er-Stab rechtsbündig angelegt.

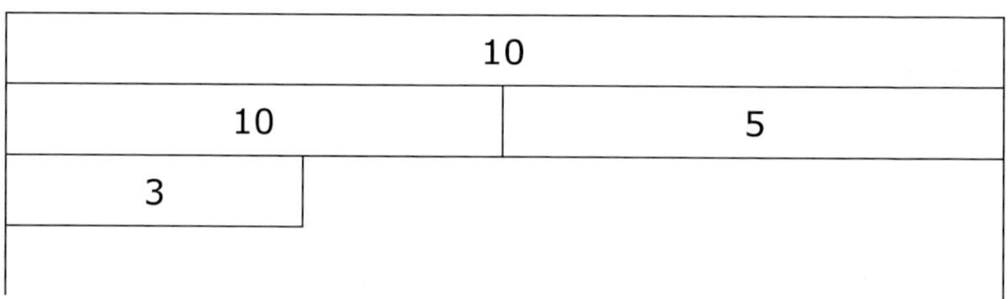

Ihr Kind erkennt, dass auf den untersten 10er-Stab noch ein 5er-Stab passt und zerlegt den 10er-Stab in zwei 5er-Stäbe. Zuerst

werden die beiden 3er-Stäbe und anschließend der 5er-Stab entfernt. Das Ergebnis ist 15.
„Wenn ich von der Zahl 53 die Zahl 38 abziehen muss, muss ich zuerst die Zahl 30 von der Zahl 53 wegnehmen. Das Ergebnis ist 23. Jetzt muss ich von der 23 die Zahl 8 abziehen. Dazu zerlege ich die Zahl 8 in die Zahlen 3 und 5 und nehme zuerst die 3 von der 23 weg. Dies ergibt 20. Nun muss ich noch die 5 abziehen, dies ergibt 15."
Ins Heft eintragen und dabei laut mitsprechen

Sie sollten mit den Rechenstäben so lange weiterarbeiten, bis das Schema verstanden ist. Erst dann sollten Aufgaben in das Übungsheft diktiert werden, die dann im Kopf ausgerechnet werden. Anhand der Lernkartei kann Ihr Kind diese Übungseinheit vertiefen und verstärkt einüben.

12. Übungseinheit: Das Berechnen von Leerstellen im Zahlenraum bis 100

Mit dieser Übungseinheit soll das bis jetzt Gelernte auf eine etwas schwierigere Stufe übertragen werden. Indem jetzt nicht mehr das Ergebnis der Aufgabe sondern eine Leerstelle innerhalb der Aufgabe berechnet werden soll, muss Ihr Kind genau überlegen, wie es diese Leerstelle berechnen kann.
Bevor mit dem Legen bzw. später mit dem Berechnen der Aufgabe begonnen wird, sollte immer überlegt werden, ob die zu berechnende Zahl größer oder kleiner sein muss, als das Ergebnis (bei der Addition) oder größer sein muss, als die Zahl, von der abgezogen wird, bzw. die man abzieht (bei der Subtraktion). Diese jeweilige Überlegung ist sehr wichtig, denn damit ist es einfacher heraus zu finden, wie die Leerstelle berechnet werden kann.

1. Möglichkeit: Leerstelle steht am Anfang der Additionsaufgabe

Beispiel 1
Aufgabe: ___ + 37 = 63

Sie sagen die Aufgabe: *„Eine Zahl und 37 ergibt 63."*

Ihr Kind wiederholt die Aufgabe, schreibt sie ins Heft und überlegt, ob die einzusetzende Zahl größer oder kleiner als das Ergebnis ist. Die Zahl 37 wird auf das 10er-Quadrat gelegt.

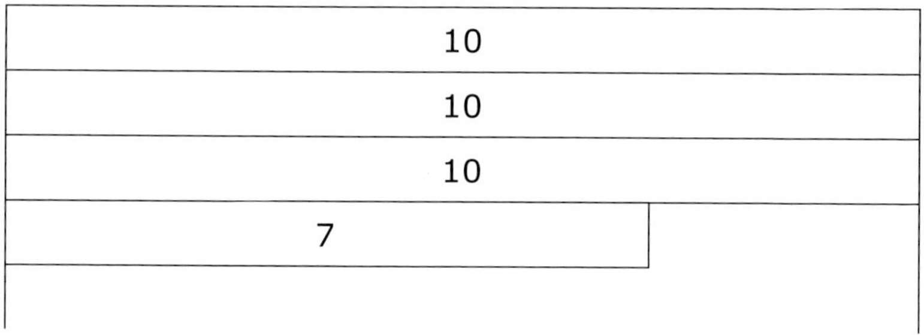

Ihr Kind weiß, dass als Ergebnis die Zahl 63 herauskommen muss. Um aber diese Zahl 63 zu erhalten, muss es noch etwas zu der Zahl 37 dazu tun, um auf die 63 zu kommen. Nun soll es anhand der Rechenstäbe die schon liegende Zahl 37 auf 63 ergänzen. Dazu wird es zuerst zum nächsten 10er (40) ergänzen, indem es einen 3er-Stab an den 7er-Stab anlegt. Anschließend werden zwei weitere 10er-Stäbe unten angelegt, damit die Zahl 60 erreicht wird. Nun muss nur noch ein 3er-Stab linksbündig unten hingelegt werden, um die Zahl 63 zu erhalten.

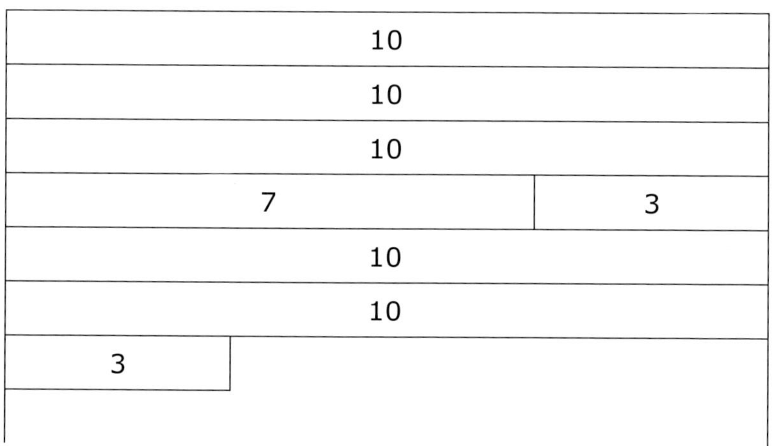

Jetzt hat Ihr Kind die Zahl 63 vor sich liegen und kann anhand der dazugelegten Stäbe erkennen, dass es noch 26 zu der 37 dazutun muss, damit das Ergebnis 63 ist.
Das Ergebnis wird erklärt und die Aufgabe bei gleichzeitigem lautem Mitsprechen in das Übungsheft unter die schon hingeschriebene Aufgabe geschrieben.

Heft: ___ + 37 = 63 *„26 + 37 = 63"*
26 + 37 = 63

Anhand des nun Gelegten können Sie mit Ihrem Kind auch eine andere Möglichkeit zum Berechnen der Aufgabe ___ + 37 = 63 erarbeiten. Fragen Sie Ihr Kind, was es an den vor ihm liegenden Rechenstäben verändern müsste, damit es die Zahl 26 erhält, denn die ist ja die Zahl, die bei dieser Aufgabe als Lösung errechnet werden musste. Wenn es nicht gleich auf die Idee kommt, die Zahl 37 von der Zahl 63 wegzunehmen, lassen Sie Ihr Kind es durch Probieren herausfinden.
Ihr Kind soll dann die Zahl 37 richtig wegnehmen, so dass es sieht, dass die Zahl 26 übrigbleibt. Dazu wird es die beiden 3er-Stäbe unter den letzten 10er-Stab legen.

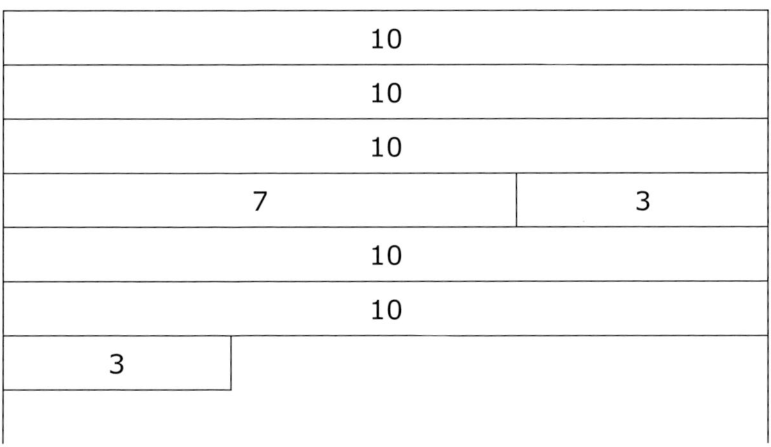

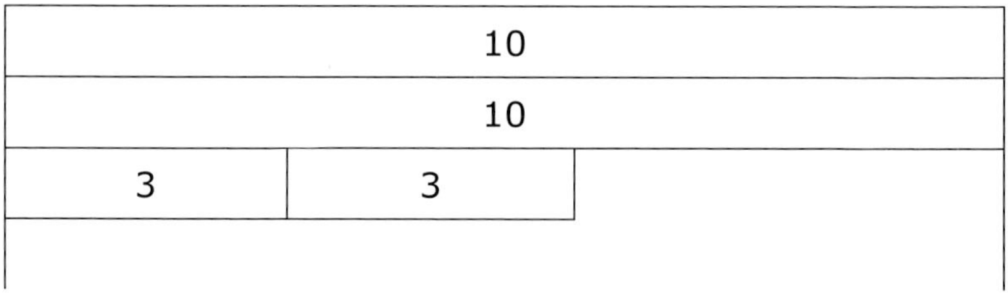

Das Ergebnis wird erklärt und die Aufgabe bei gleichzeitigem lautem Mitsprechen in das Übungsheft unter die schon hingeschriebene Aufgabe geschrieben.

Heft: ____ + 37 = 63   *„63 - 37 = 26"*
63 - 37 = 26

Ihr Kind wird erkennen, dass es beide Rechnungen ausführen kann, um zu dem Ergebnis zu kommen. Lassen Sie bei den nächsten Aufgaben immer beide Lösungsmöglichkeiten sagen und aufschreiben, bis Sie feststellen, dass beide Schemata verstanden sind. Später kann es sich für eine Möglichkeit entscheiden und mit dieser anhand der Lernkartei weiterüben.

Beispiel 2
Sie sagen die Aufgabe: *„Eine Zahl und 16 ergibt 42."*
Ihr Kind wiederholt die Aufgabe laut, schreibt die Aufgabe ins Heft und legt die Zahl 16 in das 10er-Quadrat.

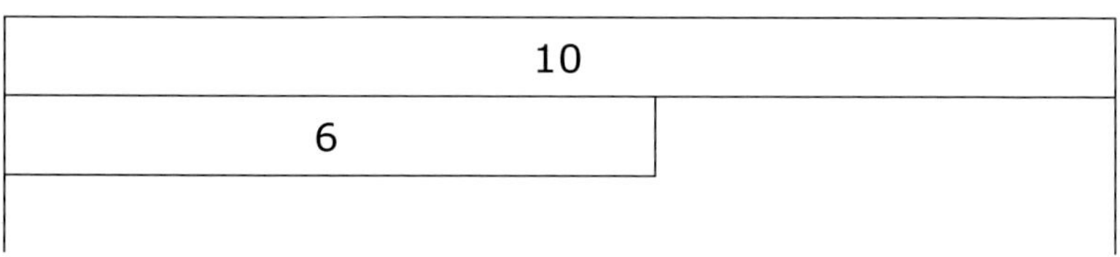

Ihr Kind sagt bei gleichzeitigem Legen: *„Ich muss zu der Zahl 16 zuerst die 4 dazulegen, um auf den nächsten 10er zu ergänzen. Nun muss ich noch zwei 10er-Stäbe anlegen, damit ich die 40 erhalte. Jetzt fehlen mir noch 2 bis zur Zahl 42."*

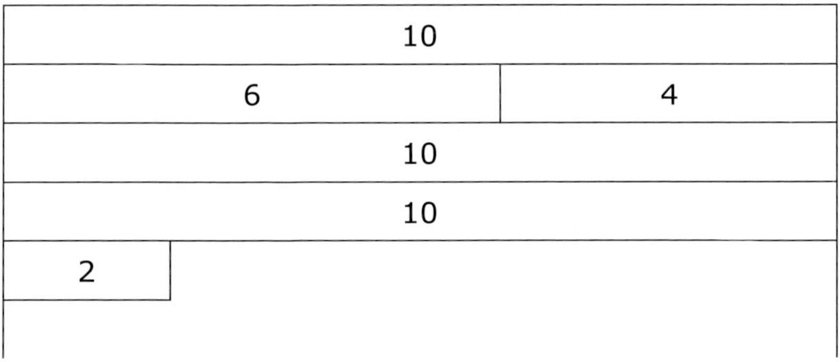

Ihr Kind sagt: *„Ich habe die Zahl 26 ergänzt"* und schreibt die Aufgabe bei gleichzeitigem lautem Mitsprechen unter die schon hingeschriebene Aufgabe ins Heft

Heft: ___ + 16 = 42 *„26 + 16 = 42"*
26 + 16 = 42

2. Lösungsweg

Ihr Kind sagt: *„Ich kann die Aufgabe auch lösen, indem ich von der Zahl 42 die Zahl 16 wegnehme."*
Es nimmt die Zahl 16 von dem 10er-Quadrat weg.

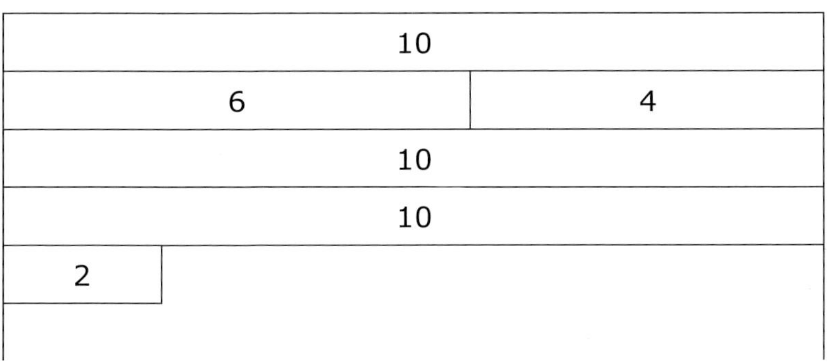

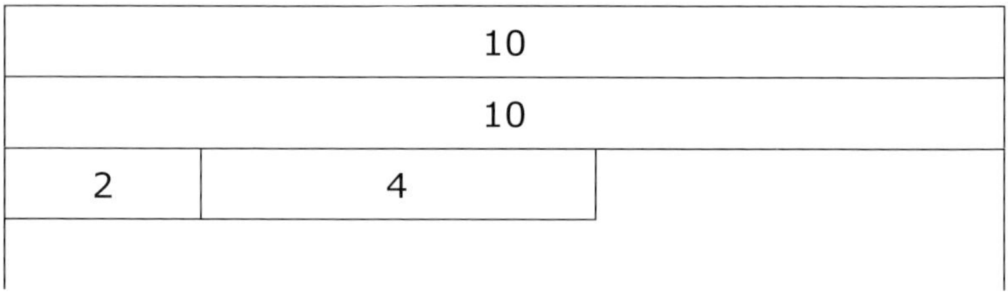

„Es bleiben 26 übrig."

Die Aufgabe wird in das Übungsheft geschrieben:

Heft: ___ + 16 = 42 *„42 – 16 = 26"*
26 + 16 = 42

2. Möglichkeit: Leerstelle steht in der Mitte der Additionsaufgabe

Beispiel 1
Aufgabe: 18 + ___ = 35

Sie sagen die Aufgabe: *„18 plus eine Zahl ergibt 35."* Ihr Kind wiederholt die Aufgabe: *„18 plus eine Zahl ergibt 35. Die gesuchte Zahl muss kleiner sein als 35."*
Das Legen der Aufgabe erfolgt wie beim Legen der ersten Möglichkeit: Die Zahl 18 wird auf das 10er-Quadrat gelegt und bis zur 35 ergänzt.

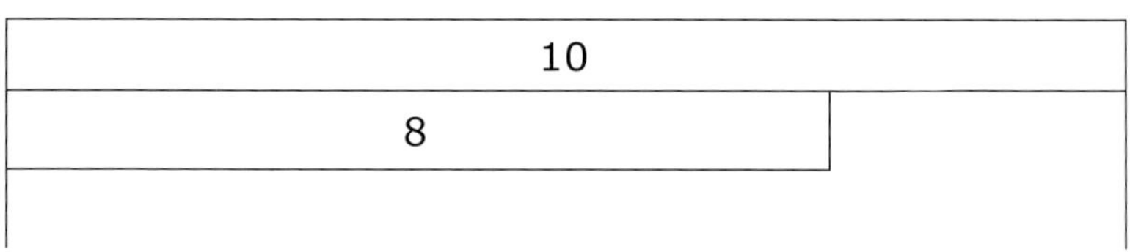

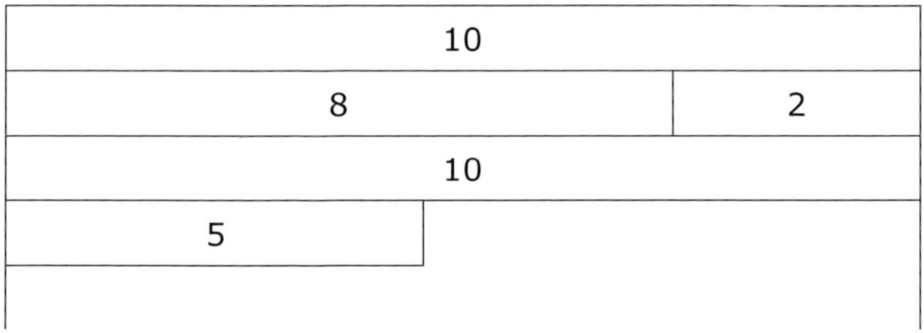

Ihr Kind erkennt, dass es insgesamt 17 dazu tun muss, um das Ergebnis von 35 zu erhalten. Die Aufgabe wird in das Übungsheft geschrieben.

2. Lösungsweg:
Auch hier sollte die zweite Variante erarbeitet werden.
Von der gelegten Zahl 35 wird die Zahl 18 weggenommen.

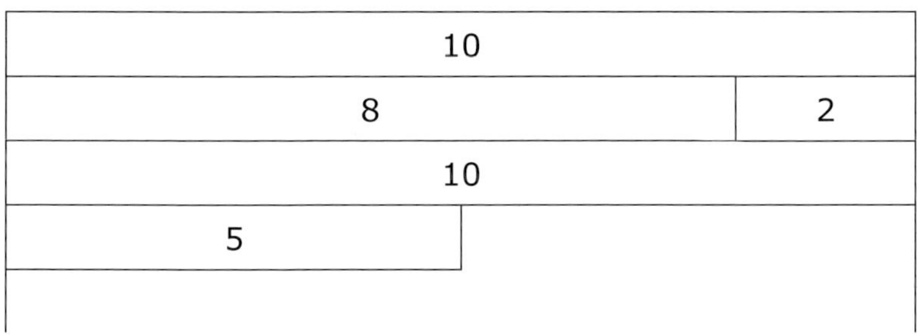

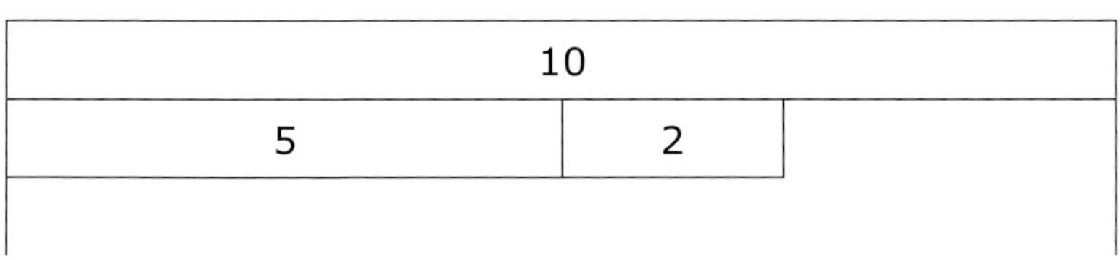

Heft: 18 + ___ = 35 *„35 – 18 = 17"*

Beispiel 2

Sie sagen die Aufgabe: *„25 plus eine Zahl ergibt 53."*

Ihr Kind wiederholt die Aufgabe: *„25 plus eine Zahl ergibt 53. Die gesuchte Zahl muss kleiner sein, als das Ergebnis"* und legt sie auf das Quadrat

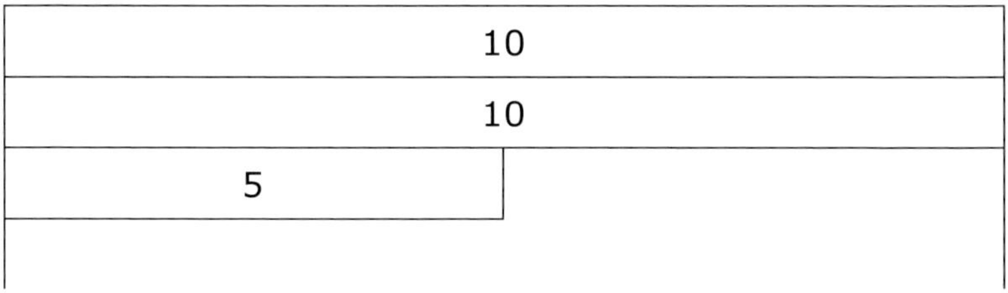

„Ich muss nun auf 53 ergänzen. Dazu fülle ich zuerst bis zu 30 auf."

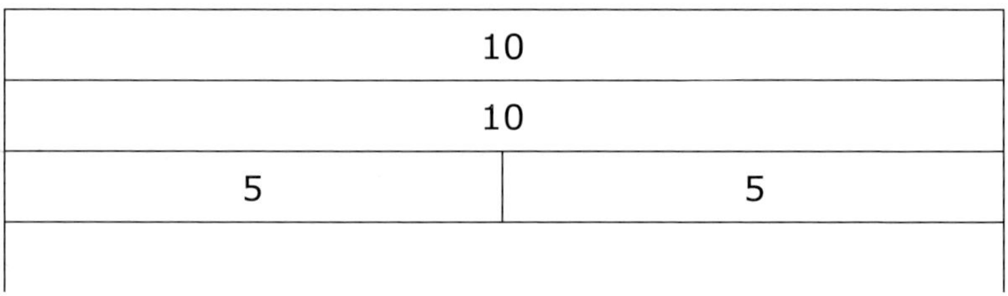

„Anschließend lege ich noch zwei 10er-Stäbe dazu, damit ich die Zehnerzahl 50 habe."

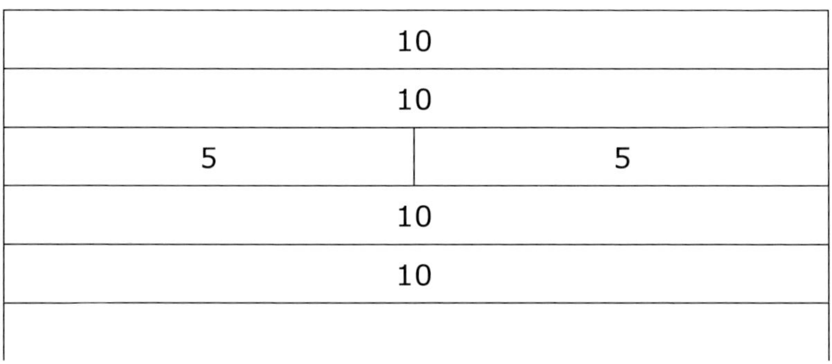

„Nun muss ich noch den 3er-Stab anlegen und erhalte die 53."

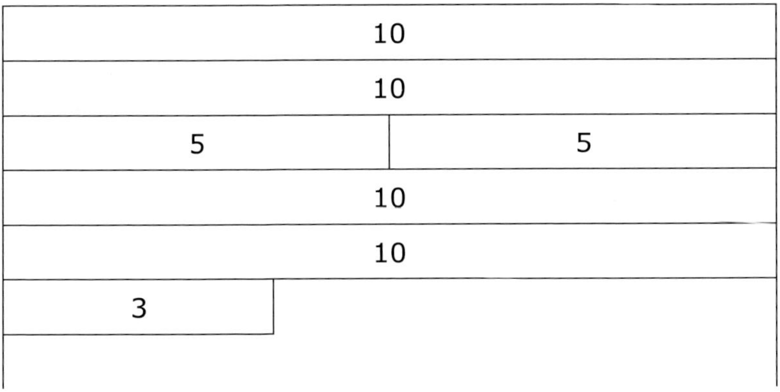

„Insgesamt muss ich 28 ergänzen."

Heft: 25 + ___ = 53 *„25 + 28 = 53"*

Ihr Kind sagt: *„Ich kann die Aufgabe auch lösen, indem ich von der Zahl 53 die Zahl 25 wegnehme.*
Ihr Kind nimmt von dem vor ihm Gelegtem die Zahl 25 weg.

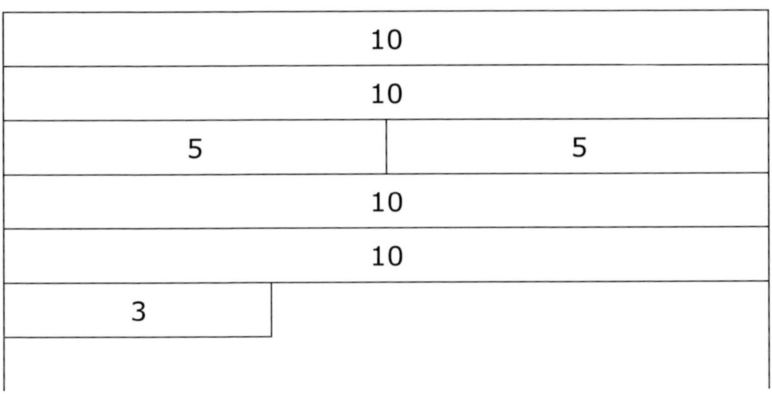

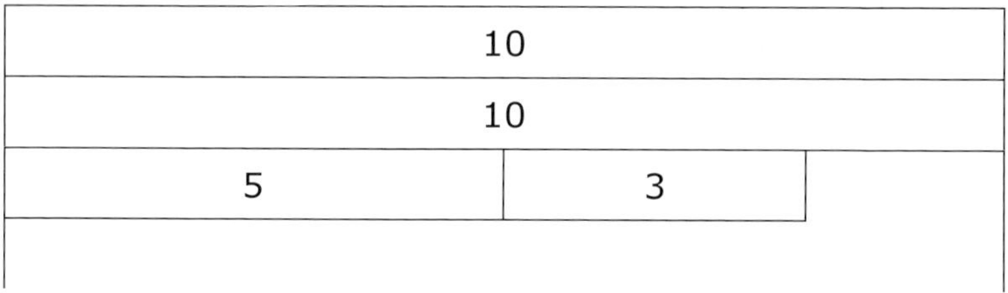

Die Aufgabe wird bei gleichzeitigem Mitsprechen in das Übungsheft geschrieben.

Heft: 25 + ___ = 53 *„53 - 25 = 28"*

Sie sollten mit den Rechenstäben so lange weiterarbeiten, bis das Schema verstanden ist. Erst dann sollten Aufgaben in das Übungsheft diktiert werden, die dann im Kopf ausgerechnet werden. Anhand der Lernkartei kann Ihr Kind diese Übungseinheit vertiefen und verstärkt einüben.

3. Möglichkeit: Leerstelle steht in der Mitte der Subtraktionsaufgabe

Beispiel 1
Aufgabe: 41 - ___ = 18

Sie sagen die Aufgabe: *„41 minus einer Zahl ergibt 18."*
Ihr Kind wiederholt sie und stellt fest, dass die gesuchte Zahl nicht unbedingt kleiner als das Ergebnis, aber kleiner als die Zahl 41 sein muss. Von daher wird es zu der Überlegung kommen, dass etwas von der Zahl 41 weggenommen werden muss, damit die Zahl 18 übrigbleibt. Ihr Kind legt die 41 auf das 10er-Quadrat und nimmt dann so viel weg, bis nur noch 18 auf dem Quadrat liegt. Dabei wird es zuerst den 1er-Stab und anschließend zwei 10er-Stäbe wegnehmen. Jetzt erkennt es, dass der unterste 10er-Stab in einen 8er- und einen 2er-Stab zerlegt werden muss. Es nimmt den 2er-Stab weg und es liegen die 18 auf dem Quadrat. Anhand der

entfernten Stäbe sieht Ihr Kind genau, dass 23 von 41 weggenommen werden müssen, damit 18 übrig bleiben.

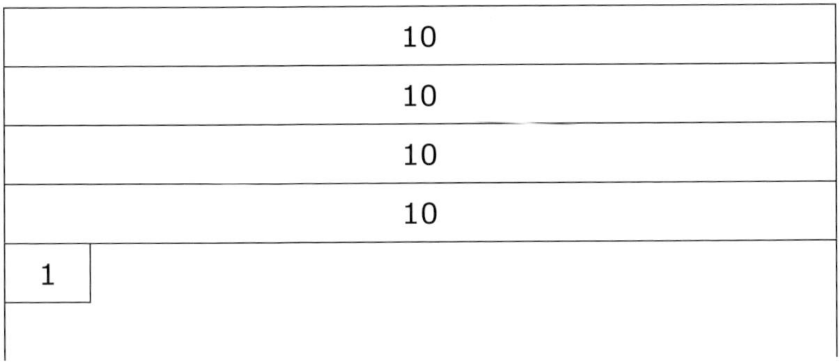

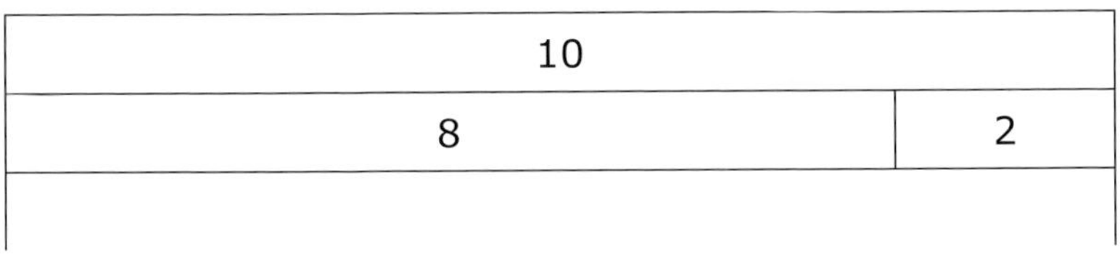

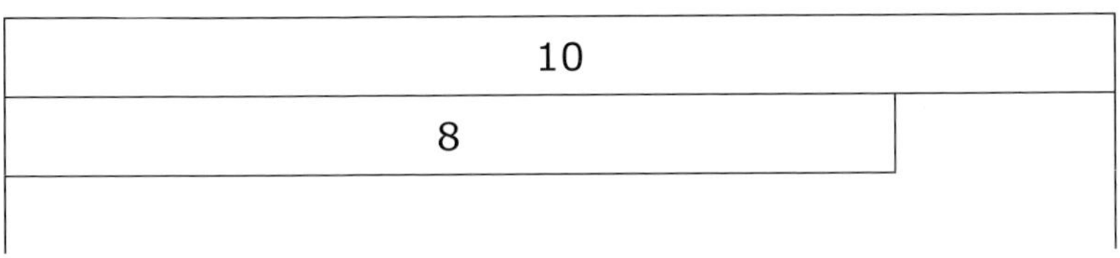

Die Aufgabe wird bei gleichzeitigem Mitsprechen in das Übungsheft geschrieben.

Heft: 41 - ___ = 18 *„41 – 23 = 18"*

Beispiel 2
Auch hier gibt es eine zweite Variante, die aus dem Gelegten her erklärt werden kann. Fragen Sie Ihr Kind, welche andere

Möglichkeit es noch gibt, auf die Zahl 23 zu kommen. Wenn es die Möglichkeit nicht sofort erkennt, soll es die 23 zu der vor sich liegenden 18 unten dazulegen. Es wird feststellen, wenn es die 18 wegnimmt, dass 23 übrig bleiben. Also könnte es auch von der 41 die 18 wegnehmen, um die gesuchte Zahl zu erhalten.

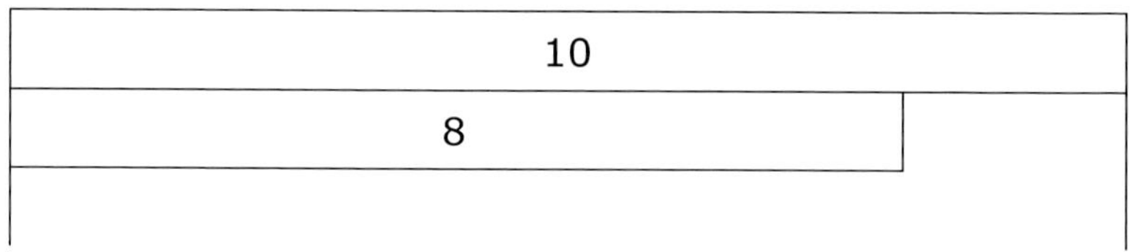

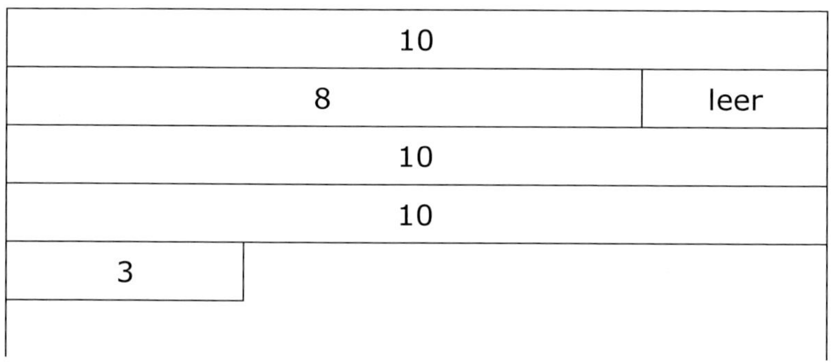

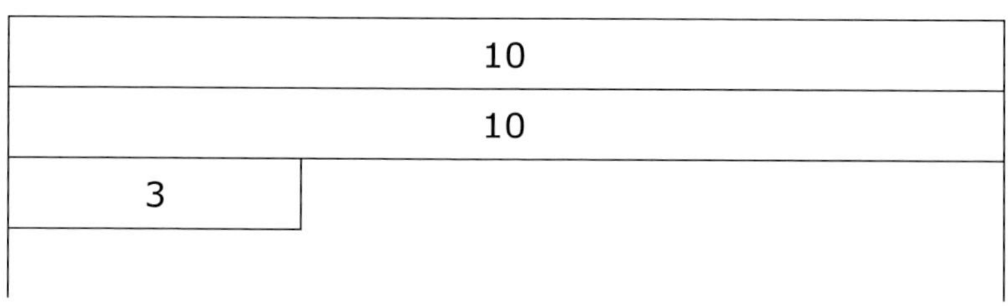

Bzw.:

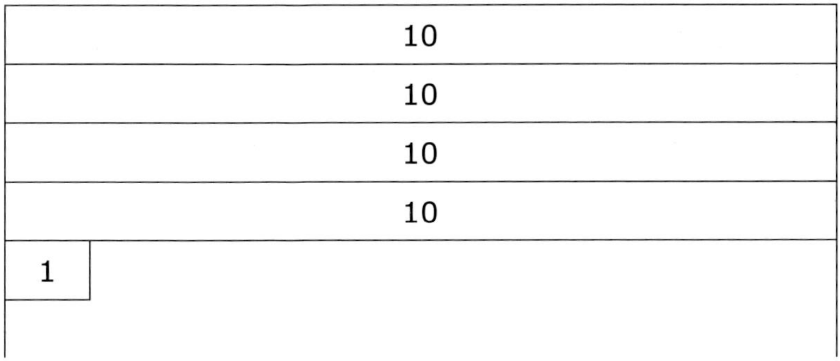

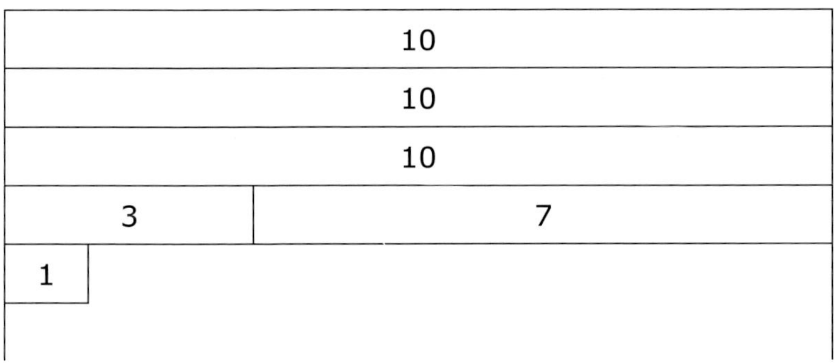

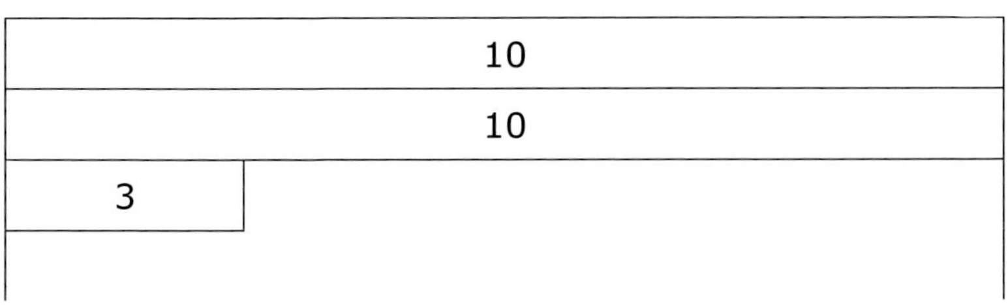

Die Aufgabe wird unter gleichzeitigem Mitsprechen in das Heft geschrieben.

Heft: 41 - ___ = 18 41 - 18 = 23

Sie sagen die Aufgabe: *„64 minus einer Zahl ergibt 28."*
Ihr Kind wiederholt: *64 minus einer Zahl ergibt 28. Die gesuchte Zahl muss kleiner sein, als die Zahl 64."*
Die Zahl 64 wird gelegt.

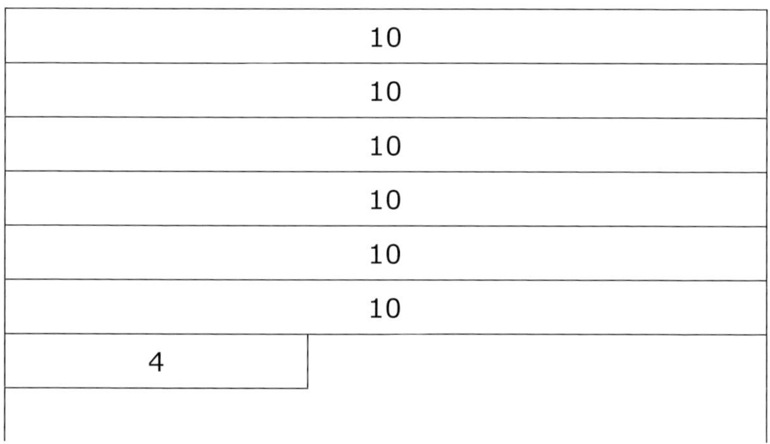

Ihr Kind nimmt so viele Rechenstäbe weg, bis nur noch die 28 übrigbleibt

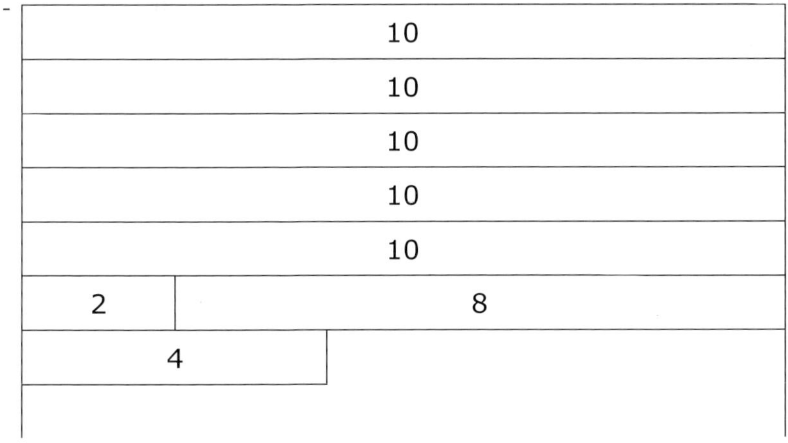

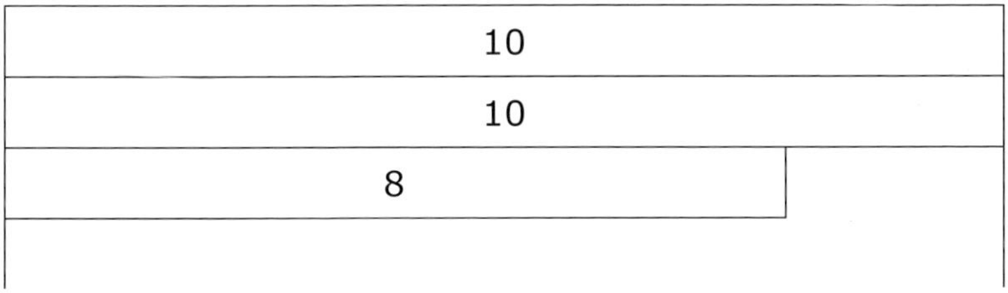

Ihr Kind sagt: *„ Ich habe von der Zahl 64 die Zahl 36 weggenommen, damit ich 28 erhalte.“*
Gleichzeitig wird die Aufgabe in das Übungsheft geschrieben.
Heft: 64 - ___ = 28 *„64 – 36 = 28“*
„Ich kann die Aufgabe auch anders lösen. Dazu nehme ich von der Zahl 64 die Zahl 28 weg.“

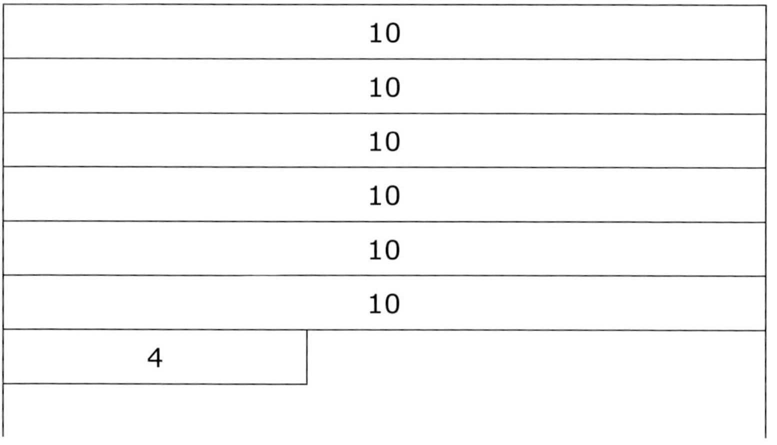
10
10
10
10
10
10
4

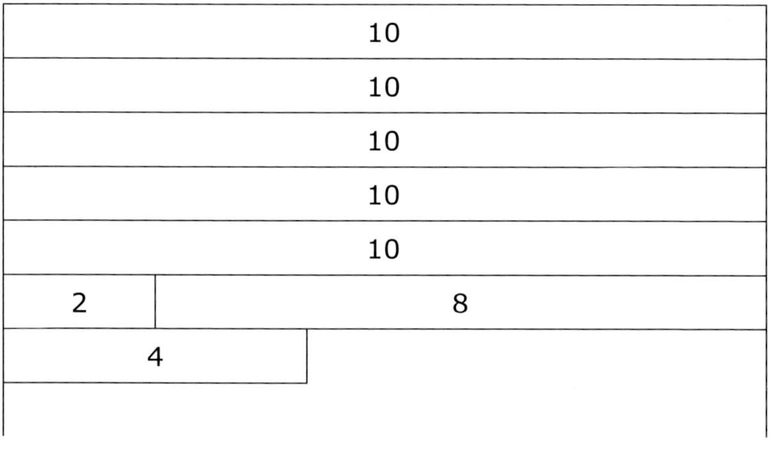
10
10
10
10
10
2
8
4

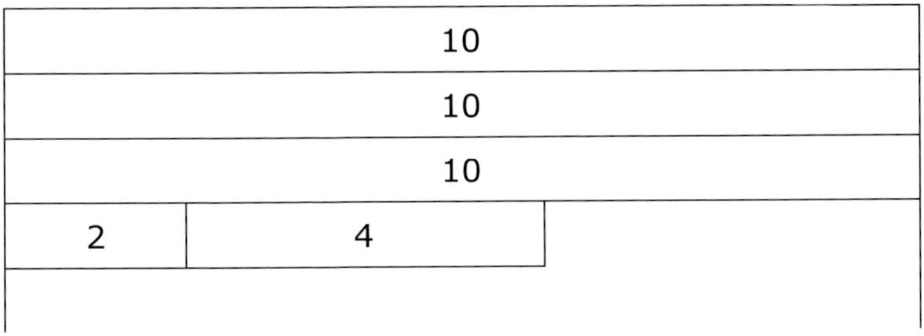

„Es bleiben 36 übrig.
Die Aufgabe wird unter gleichzeitigem Mitsprechen in das Übungsheft geschrieben.
Heft: 64 - ___ = 28 *„64 – 28 = 36"*

Sie sollten mit den Rechenstäben so lange weiterarbeiten, bis das Schema verstanden ist. Erst dann sollten Aufgaben in das Übungsheft diktiert werden, die dann im Kopf ausgerechnet werden.

4. Möglichkeit: Leerstelle steht am Anfang der Subtraktionsaufgabe

Beispiel 1
Aufgabe: ___ – 25 = 27
Sie sagen die Aufgabe wieder vor und Ihr Kind wiederholt sie und sagt, die gesuchte Zahl muss größer als die Zahl 25 und größer als das Ergebnis sein. Durch Überlegung wird es erkennen, dass es die 27 zu der 25 dazuzählen muss, um die gesuchte Zahl zu erhalten. Es legt die 27 auf das 10er-Quadrat.

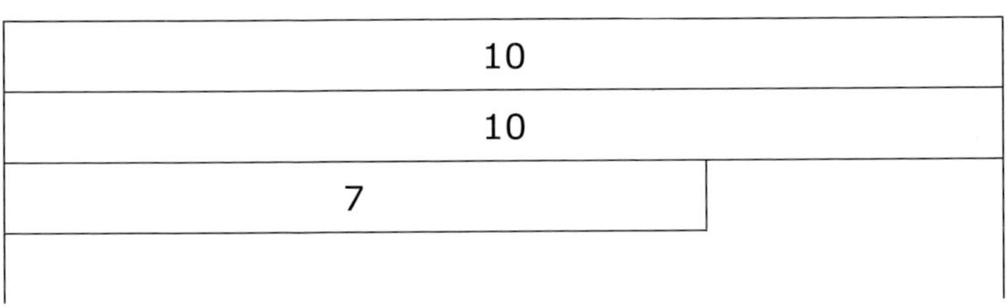

Anschließend legt es die 25 darunter.

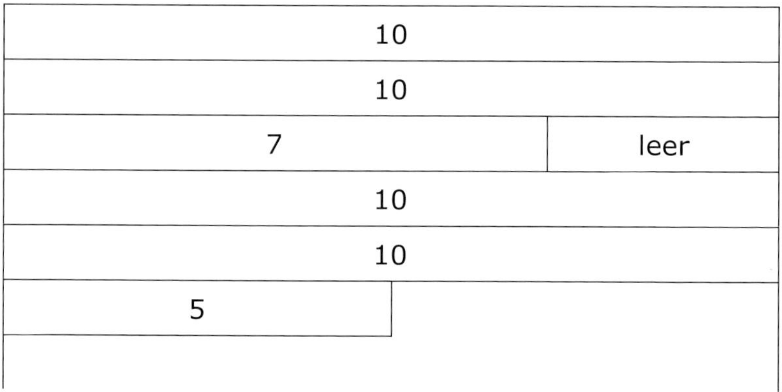

Da es weiß, dass nur die letzte Zeile unvollständig sein darf, zerlegt es den 5er-Stab in einen 3er- und einen 2er-Stab. Den 3er-Stab legt es an den 7er-Stab und den 2er-Stab unterhalb des letzten 10er-Stabes und erkennt nun das Ergebnis.

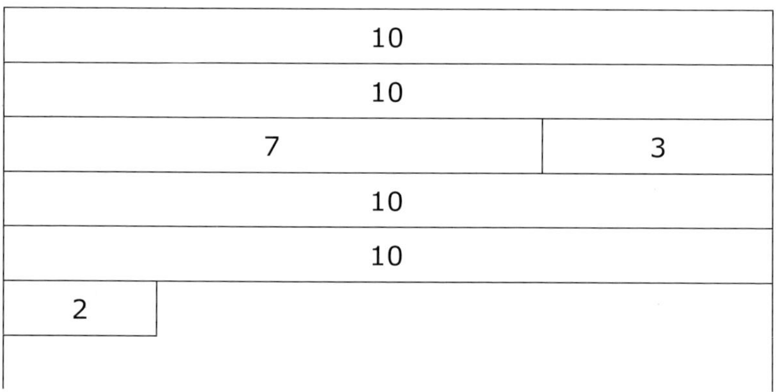

Die Aufgabe wird bei gleichzeitigem Mitsprechen in das Übungsheft geschrieben.

Heft: ___ - 25 = 27 *„27 + 25 = 52"*

Beispiel 2

Sie sagen Aufgabe: *„Eine Zahl minus 12 ergibt 29."*

Ihr Kind wiederholt die Aufgabe: *„Eine Zahl minus 12 ergibt 29. Die gesuchte Zahl muss größer als die Zahl 12 und größer als die Zahl 29 sein. Also muss ich zu der Zahl 29 die Zahl 12 dazuzählen"* und legt die Zahl 29 auf das 10er-Quadrat

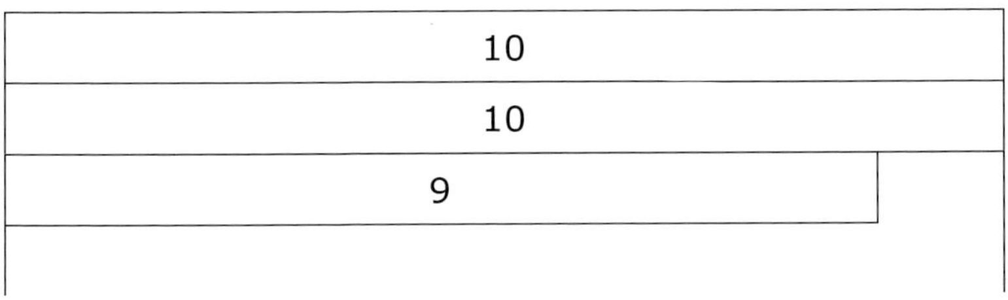

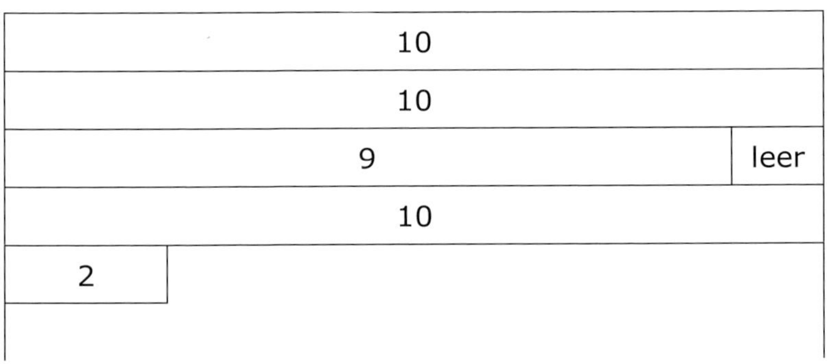

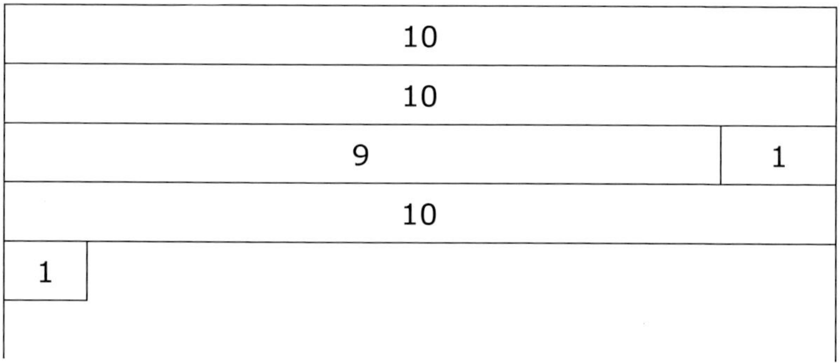

Ihr Kind sagt das Ergebnis*: „Die gesuchte Zahl ist 41"* und schreibt es als Aufgabe gleichzeitig in das Übungsheft.

Heft: ___ - 12 = 29   *„29 + 12 = 41"*

Sie sollten mit den Rechenstäben so lange weiterarbeiten, bis das Schema verstanden ist. Erst dann sollten Aufgaben in das Übungsheft diktiert werden, die dann im Kopf ausgerechnet werden. Anhand der Lernkartei kann Ihr Kind diese Übungseinheit vertiefen und verstärkt einüben.

13. Übungseinheit: Das kleine Einmaleins

Um das kleine 1 x 1 mit Ihrem Kind zu erarbeiten, sollten Sie einen Meterstab benutzen, der mindestens 1 m lang ist. Ich möchte Ihnen jetzt anhand der 7er-Reihe aufzeigen, wie Ihr Kind die jeweiligen Reihen mit den Cuisenairestäben und dem Meterstab legen und damit besser verstehen kann.
Lassen Sie den Meterstab bis zu einer Länge von 1 m aufklappen. Ihr Kind soll nun einen 7er-Rechenstab nehmen und ihn links an die Null des Meterstabes anlegen. Wenn es nun zum rechten Ende des 7er-Stabes schaut, kann es erkennen, dass dieser genau bei der 7 am Meterstab aufhört. Damit weiß es, wenn es einmal den 7er-Stab hinlegt, hat er eine Länge von 7 auf dem Meterstab. Somit wird die

Aufgabe formuliert (*1 mal 7 ist/ergibt 7*) und in das Übungsheft bei gleichzeitigem lautem Mitsprechen geschrieben (1 • 7 = 7).
Als nächstes wird nun ein weiterer 7er-Stab genommen und rechts an den schon liegenden 7er-Stab angelegt. Am rechten Ende des neuen 7er-Stabes kann jetzt die Zahl 14 abgelesen werden. Die entstandene Aufgabe wird gesagt (2 mal 7 ist 14) und in das Übungsheft geschrieben (2 • 7 = 14). Der dritte 7er-Stab wird angelegt, die Aufgabe genannt (3 mal 7 ist 21) und in das Übungsheft geschrieben (3 • 7 = 21).
Auf diese Art und Weise kann sich Ihr Kind das gesamte kleine 1 x 1 selbstständig erarbeiten.
Ob es notwendig ist, auch die Einserreihe so zu erarbeiten, sollten Sie entscheiden. In der Regel wird es so sein, dass diese Reihe ohne Legen erfasst werden kann. Gibt es aber Schwierigkeiten, sollten Sie unbedingt auch diese Reihe mit einbeziehen.
Erarbeiten Sie so Reihe für Reihe und lassen Sie Ihrem Kind dabei Zeit. Fangen Sie mit der 2er-Reihe an oder gegebenenfalls mit der 1er-Reihe.
Sind die Reihen alle gelegt und in das Übungsheft geschrieben, geht es an das Einüben dieser Reihen. Dieses Einüben sollte genauso geschehen, wie das Erlernen von Vokabeln. Ihr Kind soll das Ergebnis der jeweiligen Reihe abdecken, die Aufgabe laut sagen (3 mal 7) und anschließend das Ergebnis (ist 21). Ist das Ergebnis nicht sofort parat, sollte Ihr Kind die jeweilige Aufgabe wieder am Meterstab legen.
Dieses Einüben sollte nicht der Reihe nach geschehen, sonst besteht die Gefahr, dass die Reihe auswendig gelernt wird und nicht die einzelne Aufgabe. Es hätte ein Runterrasseln der Reihe zur Folge, wenn z.B. die Aufgabe 5 • 7 gestellt wird. Hat Ihr Kind die 7er-Reihe aber nicht die Aufgabe 5 • 7 verinnerlicht, wird es die 7er-Reihe aufsagen. Da es aber weiß, dass es dies eigentlich nicht darf, wird die Reihe in Gedanken gesprochen und mit den Fingern, ob sichtbar oder nicht, mitgezählt (7 ^{1}, 14 ^{2}, 21 ^{3}, 28 ^{4}, 35 ^{5}, usw.). Sie können dies zum einen daran erkennen, dass die Antwort nicht sofort parat ist und zum anderen an den Augen oder dem kaum erkennbaren Bewegen der Finger. In diesem Fall unterbrechen Sie diese „Aktion" und lassen die Aufgabe wieder legen.
Um dieses Auswendiglernen der Reihen zu vermeiden, sollte Ihr Kind die einzelnen Reihen kreuz und quer einüben (5 • 7, 2 • 7, 8 • 7, 1 • 7).

Anhand der Lernkartei kann Ihr Kind diese Übungseinheit vertiefen und verstärkt einüben.

14. Übungseinheit: Umkehrung des kleinen Einmaleins: die Division

Mit dem Erarbeiten der Umkehrung des kleinen 1 x 1 wird der Grundstock für die Division gelegt. Auch hier ist der Meterstab von Nutzen.
Lassen Sie den Meterstab wieder bis zu einer Länge von 1 Meter aufklappen. Ihr Kind soll nun z.B. die 6er-Reihe komplett (bis zu 60) an den Meterstab anlegen. Fragen Sie nun, in wie viele 6er-Stäbe die Zahl 60 aufgeteilt werden kann. Ihr Kind wird die 6er-Stäbe abzählen und zu dem Ergebnis 10 kommen. Die Aufgabe wird formuliert (*„Wenn ich die 60 auf 6 aufteile, so erhalte ich 10"*) und bei gleichzeitigem lautem Mitsprechen in das Übungsheft geschrieben (60 : 6 = 10). Jetzt ist noch wichtig, den Zusammenhang zwischen Multiplikation und Division zu erläutern. Dazu soll Ihr Kind, wenn es die Aufgab in das Übungsheft geschrieben hat, anschließend gleich die Umkehrung sagen (*„denn 10 • 6 = 60"*). Damit wird gleichzeitig das kleine 1 x 1 wiederholt. Als nächstes wird der letzte 6er-Stab weggenommen. Die noch liegenden 6er-Stäbe enden nun bei 54. Ihr Kind sagt: *„ Die 54 kann ich in neun 6er-Stäbe aufteilen. Wenn ich 54 auf 6 aufteile, so erhalte ich 9."* Das Gesagte wird gleichzeitig in das Übungsheft geschrieben (*54 : 6 = 9*) und die Umkehrung gesagt (*denn 9 • 6 gibt 54.*)
Es wird nun wiederum der letzte Rechenstab entfernt, die 48 wird sichtbar. Nach dem oben beschriebenen Schema wird die gesamte Umkehrung des kleinen 1 x 1 und damit die Einführung in die Division, erarbeitet.

Anhand der Lernkartei kann Ihr Kind diese Übungseinheit vertiefen und verstärkt einüben.

15. Übungseinheit: Multiplikation von Zahlen im Zahlenraum bis 20

Bei dieser Übungseinheit geht es um das Multiplizieren von größeren Zahlen im Kopf. Dies geschieht durch das Zerlegen der größeren Zahl in eine Zehner- und eine Einerzahl. Die Zahl 13 kann in die Zahlen 10 und 3 zerlegt werden. Soll die Aufgabe 5 • 13 gerechnet werden, soll Ihr Kind diese Aufgabe in 5 • 10 und 5 • 3 aufteilen. Die beiden Ergebnisse werden anschließend addiert (5 • 10 = 50, 5 • 3 = 15, 50 + 15 = 65). Der Rechenweg wird jedes Mal laut gesagt. Die Aufgabe kann in das Übungsheft eingetragen werden, (5 • 13 = 65), muss aber nicht.
Anhand der Lernkartei kann Ihr Kind diese Übungseinheit vertiefen und verstärkt einüben.

Die Erlasse der Bundesländer

In meinen Vorträgen über Dyskalkulie und über das Arbeiten mit den Rechenstäben bin ich immer wieder gefragt worden, ob es nicht auch für rechenschwache Kinder – so wie bei legasthenen Kindern – eine gesetzliche Grundlage zur schulischen Förderung gäbe. Dies musste ich in den meisten Fällen leider verneinen. Es gibt nur wenige Bundesländer, die das Problem der Rechenschwäche in einer Verwaltungsvorschrift oder einem Erlass angegangen sind. In Telefonaten mit Mitarbeitern der einzelnen Kultusministerien wurde mir mitgeteilt, dass sich nun auch verstärkt dem Problem der Dyskalkulie gestellt wird. So soll es verstärkt Fortbildungsmöglichkeiten für Lehrer geben, um diese für die Problematik der Dyskalkulie sensibler zu machen. Wenn dem so ist, ist dies ein Fortschritt. Es stellt sich nur die Frage, wie schnell das umgesetzt wird.
Wir schreiben jetzt das Jahr 2009 und es hat sich gezeigt, dass es noch immer nicht in allen Bundesländern Erlasse bzw. Verwaltungsvorschriften bezüglich der Dyskalkulie gibt. Es besteht also noch sehr großer Nachholbedarf in einigen Bundesländern.
Über das Internet können Sie sich aktuell über die Situation in Ihrem Bundesland erkundigen. Gehen Sie dazu auf die Internetseite

des Ministeriums, dass für Schulen zuständig ist. Dort können Sie im Schulgesetz nachlesen, ob es einen Erlass/Verwaltungsvorschrift zur Dyskalkulie gibt.

Adressen

Schweiz

Wenn Sie in der Schweiz wohnen und Fragen zu Dyskalkulie haben oder Informationen brauchen, sollten Sie sich an folgende Internetadresse wenden:

www.delega.ch

Dort finden Sie auch die jeweils neuesten Adressen der Verbandspräsidentinnen der einzelnen Kantone, die Ihnen bei Ihren Fragen gerne weiterhelfen.

Österreich

In Österreich sind die einzelnen Landesverbände für Legasthenie auch die Organisationen, die Ihnen bezüglich Dyskalkulie weiterhelfen können.
Die Adressen lauten:

EÖDL und Kärntner Landesverband Legasthenie
Frau Dr. Astrid Kopp-Duller
Herr Mario Engel
Feldmarschall Conrad Platz 7
9020 Klagenfurt
Tel und Fax: 0463/55660
E-mail: office@dyslexics.com
Internet: www.legasthenie.com

Niederösterreich:
Niederösterreichischer Landesverband Legasthenie

Vorstandsvorsitzende: Elisabeth Nuhl
Schottenfeldgasse 40
A-1070 Wien
Telefon: +43 676 5975412
Email: e.nuhl@aon.at

Landesverband Steiermark
Mandellstr.
48010 Graz
Tel: 0676/3690717
Fax: 0316/829560
E-mail: hposch i@iaik.tu-graz.ac.at

Landesverband Salzburg
Gislarweg 3
5300 Hallwang
Tel: 0662/662180
Fax: 0664/2424909
E-Mail: eva.roth@salzburg.co.at

Tirol:
Arkus
Moarfeldweg 30
A-9900 Lienz
Telefon: +43 4852 64085
Email: arkus@aon.at
Internet: www.arkus-lienz.at

Wiener Landesverband Legasthenie
1070 Wien
Schottenfeldgasse 40
Tel/Fax: 01/5264963
E-mail:e.nuhl@aon.at
Internet: www.wll.at

Literaturverzeichnis

- Breuer, H./ Weuffen, M. (1997, 4. neu ausgestattete Auflage) Lernschwierigkeiten am Schulanfang, Beltz Verlag

- Cattell/Weiß/Osterland (1997. 5. revidierte Auflag). Grundintelligenztest Skala 1; CFT 1. Hogrefe-Verlag Göttingen

- Dehaene, S. (deutschsprachige Ausgabe, 1999) Der Zahlensinn, Birkhäuser Verlag Basel

- Devlin, K. (4. Auflage November 2004) Das Mathe-Gen oder Wie sich das mathematische Denken entwickelt + Warum Sie Zahlen ruhig vergessen können, Deutscher Taschenbuch Verlag GmbH & Co. Kg, München

- Dihlmann, G., Lorenz, J. H. (1998). Materialien zur Entwicklung mathematischer Vorstellungen, Materialien Grundschule GS 2. Hrsg.: Landesinstitut für Erziehung und Unterricht, Stuttgart, im Auftrag des Ministeriums für Kultus, Jugend und Sport Baden – Württemberg

- Dürre, R. (2000). Legasthenie – das Trainingsprogramm für Ihr Kind. Herder Spektrum, Herder Verlag, Freiburg im Breisgau

- Dürre, M. / Dürre, R. (2004). ADS, Legasthenie und Co. Herder Spektrum, Herder Verlag, Freiburg im Breisgau

- Erster Österreichischer Dachverband Legasthenie (2000). Modul 1 – 4. KII-Verlag Klagenfurt

- Kopp-Duller, Dr. A. (2000) Legasthenie-Training nach der AFS-Methode, KII-Verlag Klagenfurt

- Kopp-Duller, Dr. A. (2001)
  Dyskalkulie-Training nach der AFS-Methode, KII-Verlag Klagenfurt

- Leitner, S. (1995, 7. Auflage).
  So lernt man lernen. Der Weg zum Erfolg. Herder Spektrum Herder Verlag, Freiburg im Breisgau

- Müller, G. N. u.a. (2001, erste Auflage)
  10 Jahre „mathe 2000", Ernst Klett Schulbuchverlag

- Piaget, J., Inhelder, B. (1981, 4. Auflage).
  Die Psychologie des Kindes. Fischer Taschenbuch Verlag, Frankfurt/M.

- Pulaski, M.A. (1979, 2. Auflage).
  Piaget. Eine Einführung in seine Theorien und sein Werk. Fischer Taschenbuch Verlag, Frankfurt/M.

- Rosenkranz, Ch. (1997, 2. Auflage)
  Kieler Zahlenbilder. Ein Förderprogramm zum Aufbau des Zahlbegriffs für rechenschwache Kinder, Zahlenraum 1 - 20, Handbuch. Veris Verlag, Kiel.

- Scherer, P. (1999, 2. Auflage).
  Entdeckendes Lernen im Mathematikunterricht der Schule für Lernbehinderte. Edition S, Universitätsverlag C. Winter, Heidelberg.

- Scherer, P. (1999).
  Produktives Lernen für Kinder mit Lernschwächen. Fördern durch Fordern. Klett-Grundschulverlag, Leipzig.

- Schilling, S., Prochinig, T. (1998, 7. Auflage).
  Dyskalkulie. Rechenschwäche. Verlag der SCHUBI Lernmedien AG, Schaffhausen.

- Spiegel, H, Selter, C. (2. Auflage 2004)
  Kinder & Mathematik, (2004, 2. Auflage)
  Was Erwachsene wissen sollten, Kallmeyer`sche Buchhandlung GmbH

Bestelladressen

Die Cuisenairestäbe, das Rechenbrett, die Hundertertafel und die Karteikarten für die Lernkartei sowie auch nur die Lernkartei können Sie beziehen über:

SchulLeBen – Schule Lernen Beratung
K. Dürre
Wannenweg 6
74670 Sindringen
Tel./Fax: 07948/940115
E-Mail: karin.duerre@schulleben.com
Internet: www.schulleben.com

Die 15 Übungseinheiten sind mittlerweile auch auf DVD erschienen. Sie kann ebenfalls über die obige Adresse bestellt werden.

SchulLeBen – Zentrum für Legasthenie und Dyskalkulie bietet in folgenden Städten Legasthenie- und Dyskalkulietraining an:

Crailsheim	Tel/Fax: 07948-94 01 15	Anmeldung
Emmendingen	Tel: 0761-217 76 09	Anmeldung
Freiburg	Tel: 0761-217 76 09	Anmeldung
Künzelsau	Tel/Fax: 07948-94 01 15	Anmeldung
Lauffen	Tel/Fax: 07948-94 01 15	Anmeldung
Öhringen	Tel/Fax: 07948-94 01 15	Anmeldung
Sindringen	Tel/Fax: 07948-94 01 15	Anmeldung u. Büro
Weinsberg	Tel/Fax: 07948-94 01 15	Anmeldung

Für jeden Standort gelten auch die folgenden Adressen:
info@schulleben.com und www.schulleben.com

Weiter Standorte sind geplant.

59-3=56 13+7=20 27+6=33 36:4=9

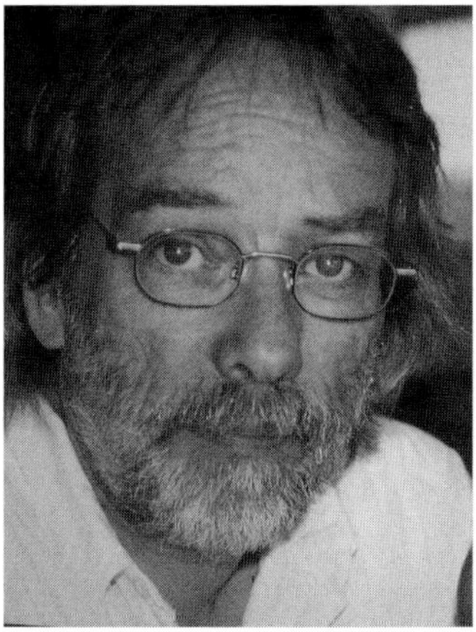

Rainer Dürre ist Realschullehrer und ausgebildeter Beratungslehrer. Er hat sich auf Legasthenie und Dyskalkulie spezialisiert.
Seit 1998 ist er Leiter von „SchulLeBen – Zentrum für Legasthenie und Dyskalkulie".
So konnten seine Bücher aus viel praktischer Erfahrung entstehen.
Seine Trainingsprogramme bei Legasthenie und bei Dyskalkulie sind nicht nur aus der praktischen Arbeit entstanden, sondern werden auch mit großem Erfolg weltweit praktiziert.

Bisher sind folgende Bücher von ihm erschienen:

- Legasthenie – das Trainingsprogramm für Ihr Kind
  Erschienen im Herder-Verlag

- ADS, Legasthenie und Co.
  Erschienen im Herder-Verlag

59-3=56 13+7=20 27+6=33 36:4=9

Mit diesem Material kann der Kampf mit den Zahlen gewonnen werden:

Set 1:

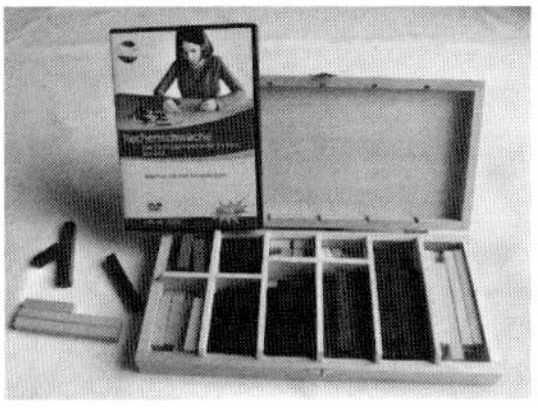

Rechenstäbe
DVD zum Buch

Set 2:

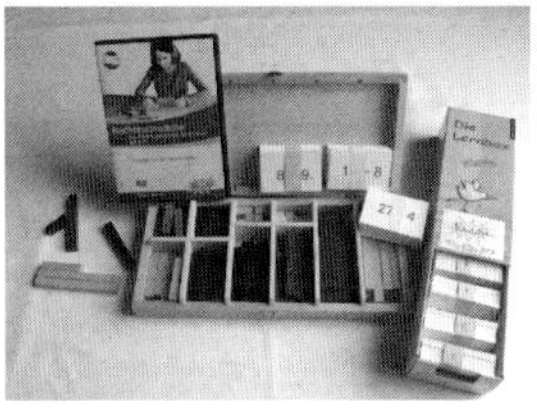

Rechenstäbe
Karteikarten „Rechnen mit System"
DVD zum Buch

Set 3:

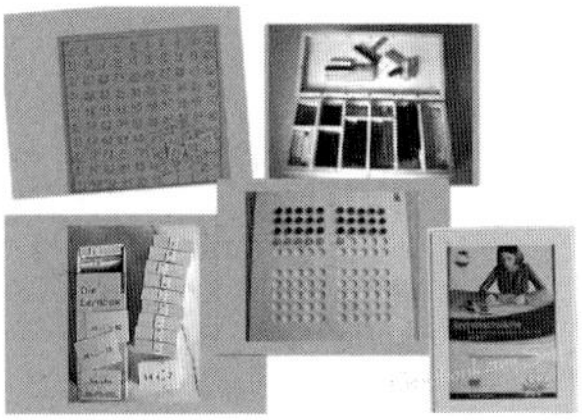

Rechenstäbe
Hundertertafel
Rechenbrett
Karteikarten „Rechnen mit System"
und als Geschenk die DVD zum Buch

Sämtliches Material kann unter www.schulleben.com bestellt werden. Hier wird auch Material für den Kampf mit den Buchstaben angeboten, sowie viele Lern- und Förderspiele aus dem Bereich der Aufmerksamkeit und Wahrnehmung.